DIPL. OEC. TROPH. ANNE IBURG

Richtig essen und trinken nach der Adipositas-OP

66 einfache und nährstoffreiche Rezepte nach einer Magenverkleinerung

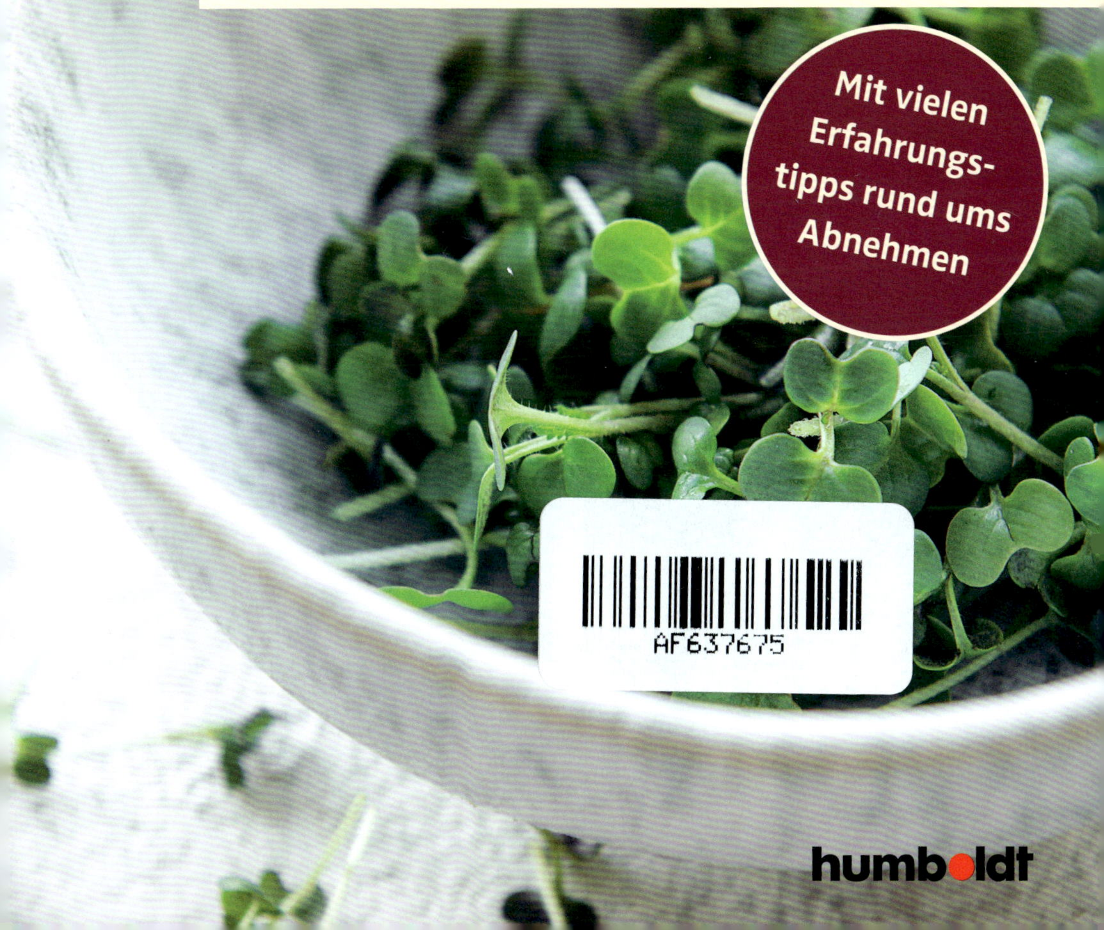

Mit vielen Erfahrungstipps rund ums Abnehmen

humboldt

INHALT

VORWORT

Hallo, liebe Leserinnen und liebe Leser,

ob Sie die OP noch vor sich haben oder ob sie schon hinter Ihnen liegt: Dieses Buch möchte Sie in Ihrem Vorhaben unterstützen, nach einem bariatrischen Eingriff, egal ob Schlauchmagen oder Magenbypass, Ihr Essverhalten umzustellen.

Vermutlich fiel im Erstgespräch Ihres Adipositaszentrums der Satz: „Wir operieren Ihren Magen, nicht Ihren Kopf.“ Das heißt, eine Operation ist ein sehr effektives Werkzeug, um gesund schlank zu werden – wenn Sie es richtig nutzen. Eine Ernährungsumstellung ist für Ihren Erfolg unumgänglich, denn anfangs nehmen 99 % aller Patientinnen und Patienten ab, langfristig ist die Erfolgsquote aber leider deutlich kleiner. Schätzungsweise ein Drittel hat nach ein paar Jahren wieder das alte Gewicht. Diese Zahl soll Ihnen keine Angst machen, sondern Sie erst recht ermutigen, sich mit der richtigen Ernährung auseinanderzusetzen, um den Erfolg Ihrer bariatrischen Therapie zu genießen!

Bevor Sie mit dem Lesen des Ratgebers anfangen, halten Sie inne und reflektieren Sie bitte folgende Sätze:

- Ich will abnehmen und nehme die Aufgabe an, mich beim Thema Essen selbst zu optimieren.
- Ich habe ein Ziel, das ich in Kilogramm ausdrücken kann.
- Ich mache in meinem Leben keine Diäten im Sinne von Crashdiäten mehr. Ich erarbeite mir allein mithilfe des Buches oder zusammen mit einer Ernährungstherapeutin oder einem Ernährungstherapeuten ein gesundes, für meine Lebenssituation passendes Essverhalten. Der Weg ist dabei das Ziel!

Bitte glauben Sie mir, es gibt nur sehr wenige Menschen, die essen können, was sie wollen, und die dabei schlank bleiben. Meiner Erfahrung nach wird nirgends so viel gelogen wie beim Essen! Zwei einleuchtende Beispiele aus anderen Bereichen: Niemand kann einen Marathon gut laufen, wenn er nicht regelmäßig trainiert. Hört man auf zu trainieren, lässt die Leistungsfähigkeit schnell nach. Wenn Sie nur zwei Wochen im Frühjahr Ihren Garten auf Vordermann bringen, haben Sie nicht den ganzen Sommer einen gepflegten Garten. So ist das auch mit Ihrem Körper. Tun Sie Ihrem Körper täglich Gutes, dann erreichen Sie Ihr Ziel. Erreichen Sie Ihre selbst gesetzten Ziele, dann werden Glückshormone freigesetzt. Auch Ihrer Seele wird das guttun.

Ich hoffe, dass Ihnen die Infos und schmackhaften Rezepte in meinem Buch weiterhelfen und Ihnen das Zubereiten Spaß macht, und wünsche Ihnen, dass Sie Ihr Wunschgewicht erreichen!

Herzlichst

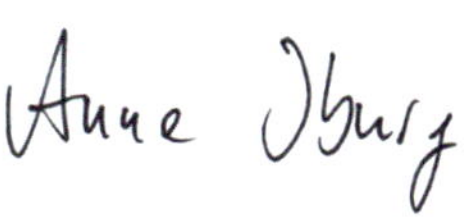

GELEITWORT

Liebe Leserinnen, liebe Leser!

Sie haben sich zu einer Adipositas-OP entschlossen, um in ein neues, leichteres und gesünderes Leben zu starten. Nachdem Sie aus der Narkose erwacht sind, ist von einem Tag auf den anderen alles anders. Die gute Nachricht lautet: Ihre Chancen abzunehmen sind jetzt deutlich gestiegen!

Ein neues Essverhalten sollten Sie von Beginn an trainieren. Um die Klinik nach der OP verlassen zu können, ist ausreichend Trinken zu können und der Versuch, wenig zu essen, die erste kleine Hürde. In der Regel wurden Sie dann nach drei bis vier Tagen entlassen und sind nun auf sich gestellt. Nun durchlaufen Sie einen Kostaufbau von flüssig bis wieder hin zu fester Nahrung.

Es gilt einige Regeln zu beachten, die Sie auf Dauer erfolgreich abnehmen und Ihr Gewicht halten lassen. Durch den Gewichtsverlust werden Sie beweglicher, Sport und mehr Bewegung im Alltag fallen Ihnen leichter – und Sie werden sicherlich Spaß daran finden.

Der Magen bleibt auch nach der OP ein dehnbares Organ. Portionsgrößen spielen also auch jetzt noch eine entscheidende Rolle. Dafür müssen Sie lernen, richtig zu essen – und das Richtige zu essen. Auch das für Sie passende Gewicht und die ausreichende Versorgung mit Nährstoffen bleiben für Ihr restliches Leben Ihr Thema. Doch wenn Sie die neuen Ernährungs- und Bewegungsmuster nach der Operation einhalten, nehmen Sie nicht wieder zu!

Es ist kein Fehler, wenn Sie sich für Ihre Ernährungsumstellung professionelle Hilfe holen. Erste Ansprechpartnerin ist da sicherlich Ihre Ernährungstherapeutin. Doch auch dieses Kochbuch ist wichtig! Damit legen Sie sich das richtige Handwerkszeug parat, um in ein anderes, für Sie gesünderes Essverhalten zu kommen.

Viel Erfolg und bleiben Sie gesund!

Dr. med. Carmen Klein
Leiterin Adipositaszentrum
Westpfalzklinikum Kirchheimbolanden

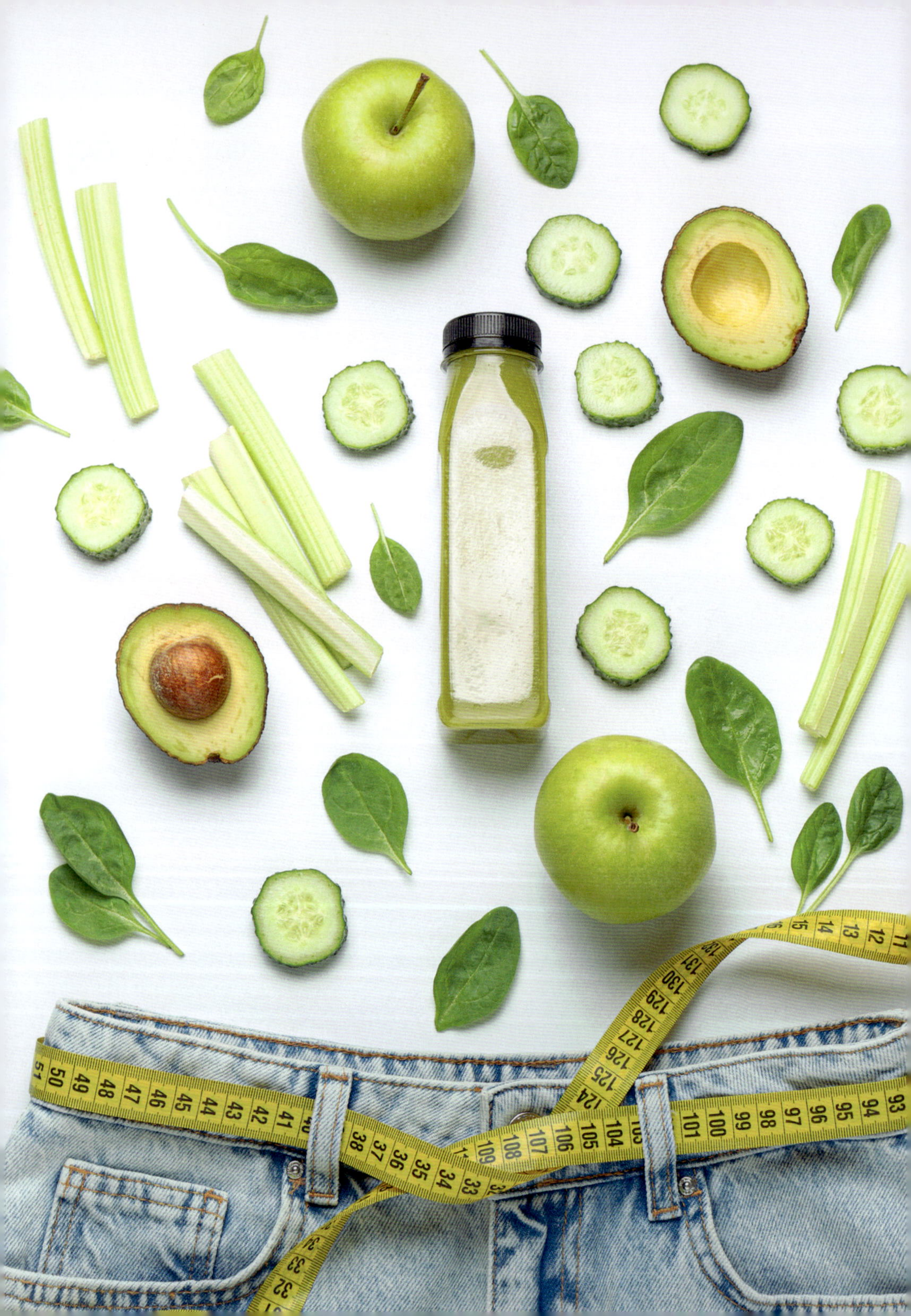

MIT DER MAGEN-OP ZUM WUNSCH-GEWICHT

Eine operative Magenverkleinerung oder ein Magenbypass sind der erste Schritt zu Ihrem Wunschgewicht. Auf dem Weg dorthin gibt es jedoch einiges zu beachten. Sie sind nun angehalten, sich intensiv mit der Art und Weise Ihrer Ernährung auseinanderzusetzen, vor allem aber sind jetzt Durchhaltevermögen und Geduld gefragt, um langfristig Ihr gewünschtes Gewicht zu erreichen. Damit Ihnen das problemlos gelingt, liefert Ihnen das folgende Kapitel die nötigen Grundlagen und Voraussetzungen. Sie erfahren alles Wichtige über die Maßnahmen nach einer Magen-OP, die am besten verträglichen Nahrungsmittel und wichtige Supplemente. Auch die psychologischen Aspekte einer Magenverkleinerung kommen nicht zu kurz.

Der Start in ein neues Leben

Sie haben sich für eine bariatrische OP entschieden, weil Ihr Leidensdruck sehr hoch oder vielleicht unerträglich war. Dieser Schritt erforderte großen Mut! Und mindestens genauso viel Mut und Entschlossenheit werden auch jetzt nach der OP von Ihnen verlangt. Sie wurden im Vorfeld informiert, dass es mit der bariatrischen OP allein nicht getan ist, sondern dass die Hauptarbeit erst jetzt beginnt. Das Wichtigste ist: Sie sind nicht allein. Statements von Betroffenen geben Ihnen auf den folgenden Seiten Rat, sprechen Ihnen Mut zu und zeigen Ihnen, dass es auch für andere nicht immer einfach ist, sich nach der OP regelgerecht zu verhalten. Es kann jedoch gelingen, wenn Sie an sich glauben!

Eine bariatrische OP ist ein Schritt in ein neues Leben. Sehen wir uns also zunächst kurz die zwei gängigsten Operationsmethoden an: Magenbypass und Schlauchmagen sind zwei sogenannte bariatrische Operationsverfahren, deren Kosten von Krankenkassen übernommen werden, wenn der BMI über 40 liegt oder über 35 bei Personen mit ernsten Gesundheitseinschränkungen wie z. B. Diabetes mellitus.

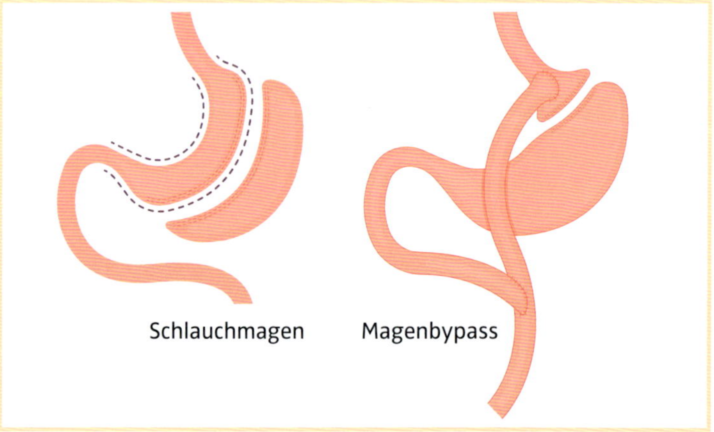

Bariatrische Operationsmethoden: links Schlauchmagen, rechts Magenbypass

Schlauchmagen (Sleeve)

Ein Schlauchmagen wird oftmals auch mit dem englischen Begriff Sleeve bezeichnet. Bei dieser Operationsmethode wird der größte Teil des Magens entfernt. Es bleibt ein ca. 2–3 cm schmaler Restmagen (Schlauch) übrig, der deutlich weniger Nahrung fassen kann. Auch das Sättigungsgefühl tritt viel schneller ein: erstens wegen des kleineren Magenvolumens, zweitens, weil der Magen deutlich weniger von dem sogenannten Hungerhormon Ghrelin produziert. Ein Vorteil des Schlauchmagens liegt in der meist kürzeren Operationsdauer als bei einem Magenbypass.

Magenbypass

Der Magenbypass ist aufgrund seiner Effizienz sehr beliebt. Dabei wird der Magen kurz unterhalb der Speiseröhre abgetrennt, sodass nur noch ein kleiner Restmagen im Anschluss an die Speiseröhre verbleibt. Dann wird der Dünndarm durchtrennt und das untere Ende an den kleinen Restmagen genäht.

Durch diese Operationsmethode umgeht der Speisebrei den Magen und einen Teil des Dünndarms. Die Nahrung gelangt nur in den oberen Teil, den Vormagen (Fassungsvermögen 30–50 ml), der rasch Sättigung signalisiert, und wird dann durch eine Dünndarmschlinge am restlichen Magen und oberen Dünndarm vorbeigeleitet. Die für die Verdauung notwendigen Verdauungssäfte aus Bauchspeicheldrüse und Galle treffen erst weiter unten im Darm auf den Speisebrei. Für die Verdauung steht somit ein wesentlich kürzerer Darmabschnitt zur Verfügung, was dazu führt, dass Nahrungsbestandteile nicht in großen Mengen gut verdaut und dann über den Dickdarm ausgeschieden werden.

Der Gewichtserfolg des Magenbypass besteht in einer verminderten Nahrungsaufnahme und hat eine grundlegende Veränderung im Magen-Darm-Trakt zur Folge. Der Konsum von Süßigkeiten und gesüßten Getränken löst das sogenannte Spät-Dumping-Syndrom aus (siehe S. 58), das sich durch heftigen Durchfall mit

Stuhldrang, Schweißausbruch, Schwindelgefühl, Druckgefühl im Oberbauch, Übelkeit und Erbrechen äußern kann.

Erfahrungstipps meiner Patienten

Wie kam es zu Ihrer Entscheidung, eine Magenverkleinerung vornehmen zu lassen?

Peter G.: Ich hatte gar keine Wahl. Ich wog 250 kg und war am Ende. Ohne die Hilfe meiner Tochter, die hier im Krankenhaus arbeitet, und ohne das über 150-prozentige Engagement ihres Chefs, eines Arztes, wäre ich verloren gewesen. Ich habe nacheinander zwei Magenballons über ein Jahr getragen, um erst einmal in ein operierbares Gewicht zu kommen. Das Adipositaszentrum entschied sich bei mir für einen Sleeve-Magen. Ich wiege heute zwischen 100 und 105 kg und fühle mich pudelwohl.

Chloi T.: Ich fühlte mich nicht wohl in meiner Haut (BMI 40) und ich wollte weg von den Medikamenten. Ich habe mit meinem Hausarzt gesprochen und er hat mich zum Adipositaszentrum überwiesen. Dort hat man mir den Sleeve-Magen empfohlen. Ich habe mich sofort angenommen und wohlgefühlt. Es ist ein langer und auch manchmal steiniger Weg, aber ich bin ihn konsequent gegangen. Ich bin dankbar, dass ich heute wieder schlank bin und ein aktives Leben führe.

Christian S.: Ich hatte schon einen Sleeve-Magen und trotzdem war mein Gewicht wieder in horrender Höhe. Damals hatte ich keine Ernährungsberaterin gesehen und ehrlich gesagt auch nicht sehen wollen. Die zweite Chance – einen Magenbypass – habe ich ergriffen. Vor der zweiten OP war meine Ernährungsberaterin sehr streng mit mir. Ich mochte sie erst nach der OP, da war sie viel lockerer und sympathischer. Als ich es angesprochen habe, lachte sie und meinte, sie müsse doch rauskriegen, ob es nur ein Lippenbekenntnis ist, dass die OP nur ein Hilfsmittel zum Schlanksein ist, oder ob man das wirklich für sich verstanden hat.

Die Eiweißphase vor der OP

Vielen Patienten, insbesondere mit Fettleber, wird eine Eiweißphase bzw. Flüssigphase von mindestens zehn bis 14 Tagen vor der OP empfohlen. In der Zeit vor der OP sollten Sie so gut wie keine Kohlenhydrate essen und sich ketogen, also ausschließlich von Eiweiß und Fett ernähren.

Bei einer Mischkost (dem Verzehr von Eiweiß, Fett und Kohlenhydraten) ist die Glukose (Traubenzucker) der zentrale Energielieferant für den Körper. Andere Energiequellen als Kohlenhydrate (die letztlich auch aus Glukose bestehen), wie Eiweiß und Fett, können bei Anwesenheit von Kohlenhydraten ebenfalls zum größten Teil in Glukose umgewandelt werden.

Durch das dauerhafte Fehlen der Kohlenhydrate im Essen kann die Leber Eiweiß und Fett nicht zu Glukose umwandeln. Die Leber wechselt dafür in einen anderen Stoffwechsel, da der Körper Energie zum Leben braucht. Er produziert nun Ketonkörper und zieht diese als alternative Energiequelle zur Glukose heran.

Damit dieser ketogene Stoffwechsel funktioniert, muss die Kohlenhydratmenge unter 50 g Kohlenhydrate am Tag bleiben. Das ist nicht leicht: Eine einzige Banane (150 g) enthält bereits 30 g Kohlenhydrate, eine kleine, dünne Scheibe Vollkornbrot (40 g) 20 g Kohlenhydrate. Die 50 g Kohlenhydrate sind sehr schnell erreicht! Es ist eine Herausforderung, diese Höchstmenge nicht zu überschreiten.

Sie sollten sich darauf einlassen: Eine kohlenhydratfreie Ernährung entlastet Ihre Leber und lässt Sie vor der OP ein paar Kilos abnehmen. Wichtig ist, dass Sie mit viel eiweißreicher und fettiger Kost ein Gefühl von Sättigung haben. Trotz der hohen Energiemenge greift der Körper schnell seine Fettreserven an und das Abnehmen läuft im Turbogang.

Wenn Sie sich für eine Magenverkleinerung entscheiden, spielt das Abnehmen vorher für Sie gedanklich wahrscheinlich eine untergeordnete Rolle. Doch für das OP-Team ist die Einhaltung der Eiweißphase sehr wichtig. Die Fettleber profitiert von dieser Kostform: Sie wird kleiner und weicher. Der Chirurg kann somit die OP-Instrumente viel besser an der Leber entlang zum Magen-Darm-Trakt führen.

In den Beispielen für den Essensplan vor der OP auf der nächsten Seite sehen Sie verschiedene Möglichkeiten der ketogenen Ernährung. Das Weglassen der Kohlenhydrate ist wichtiger als das Kalorienzählen.

Fünf Beispiele für Ihren Essensplan vor der OP

	BEISPIEL 1	BEISPIEL 2
Frühstück	300 ml Milch (1,5 % Fett) 30 g Eiweißpulver	250 g Magerquark 100 g Himbeeren oder anderes Obst (Süßstoff, kein Zucker) 2 EL Leinsamen oder andere Saaten
Mittagessen	300 ml Milch (1,5 % Fett) 30 g Eiweißpulver	300 ml Milch (1,5 % Fett) 30 g Eiweißpulver
Abendbrot	300 ml Milch (1,5 % Fett) 30 g Eiweißpulver	Steak plus Gemüse oder/und Salat (kein Brot, keine Kartoffeln, kein Reis, keine Nudeln)
Getränke: kalorienfrei oder -arm, 2–3 Tassen Kaffee täglich, Wasser, Kräuter- und Früchtetee		

Auch wenn allgemein die Regel gilt, dass man unter 1000 kcal bleiben soll, empfehle ich dies nur selten. Mir ist das Durchhalten bei einer höheren Kalorienaufnahme wichtiger als die Kalorienbeschränkung.

Erfahrungstipps meiner Patienten

Was hat Sie motiviert, die Eiweißphase vor der OP einzuhalten?

Aaron B., Chloi T.: Ehrliche Antwort? Die pure Angst. Im Adipositaszentrum hat die Ärztin gesagt, dass sie es während der OP sieht, ob man es gemacht hat. Und wenn nicht, dass es Nachteile für die OP hat. Dadurch, dass in der Ernährungsberatung aufgezeigt wurde, welche Varianten möglich sind, war das dann aber gar nicht so schlimm. Es sind doch nur zwei Wochen!

BEISPIEL 3	BEISPIEL 4	BEISPIEL 5
300 ml Milch (1,5 % Fett) 30 g Eiweißpulver	Rührei aus der Muffinform	Eiweißbrot mit Butter, Käse oder Schinken
Lachs mit Spinatgemüse	Suppe (Gemüse plus Eiweiß)	Suppe (Gemüse plus Eiweiß
Eiweißbrot, Butter und Käse oder Schinken	Kräuter-Quarkspeise plus Gemüsesticks	Salat mit Hähnchenstreifen (kein Brot, keine Kartoffeln, kein Reis, keine Nudeln)

Ernährungsphasen nach der OP

Nach Ihrer bariatrischen OP bleiben Sie wenige Tage in der Klinik. In der Regel werden Sie nicht ausreichend Unterstützung zu Ihrem Essverhalten erhalten. Einige Patienten verlassen die Klinik sogar mit dem Hinweis, dass sie alles essen können, der kleine Restmorgen werde es von allein regeln.

Aus meiner Sicht birgt dieser Verhaltensansatz ein hohes Risiko, dass die OP nicht dauerhaft das gewünschte Ergebnis von Wunsch- bzw. Normalgewicht erreicht. Mein Ansatz lautet daher: Die OP ist so etwas wie ein Neustart am PC. Die OP ist Ihr Reset. Danach bauen Sie in drei Phasen Ihre Ernährung zur Dauerkost auf. Die Phasen helfen sehr bewusst, ein neues Essverhalten einzustudieren.

In der ersten Phase essen Sie nur dickflüssig. Mit wenigen Esslöffeln Joghurtspeisen oder Gemüsesuppe fangen Sie an. Sie haben keinen Hunger, aber dreimal am Tag essen heißt, eine klare Mahlzeitenstruktur einzuüben. In der zweiten Phase folgen breiige Gerichte wie cremige Quarkspeisen oder auch Eiergerichte. Auch in dieser Phase schaffen Sie sehr überschaubare Mengen. Wenn der erste Eindruck von satt entsteht, hören Sie zu essen auf. In der dritten Phase nähern Sie sich der Dauerkost an. Die Mengen bleiben weiterhin klein und Ihr Essen ist eiweißbetont und kohlenhydratreduziert.

Der überwiegende Teil der Menschen, die ich berate, will und macht den klassischen Kostaufbau. Sie nehmen sich Zeit zum Essen, kauen die Speisen sehr gut und sind aufmerksam. Sie spüren Körpersignale und hören am Anfang nach zwei bis drei Esslöffeln auf zu essen. Sie trennen Essen und Trinken.

Übrigens: Vermeiden Sie „Test-Essen": Manche Patienten besuchen schon wenige Wochen nach der OP ihre bevorzugten „Genusstempel" und erzählen mir stolz, dass sie nur „ganz wenig" gegessen haben. Dieser Gedankenansatz „Ich kann weitermachen wie bisher, der kleine Restmagen regelt das“, führt leider häufig in die Sackgasse. Denn auch der Restmagen ist ein dehnbarer Muskelschlauch und kann mit ständigem „Test-Essen“ die Größe von vor der OP wieder erreichen.

Die 1. Phase

In der Regel spüren Sie nach der Operation zunächst kaum bis gar keinen Hunger. Jedoch sollten Sie dreimal am Tag etwas Flüssiges zu sich nehmen. Das nenne ich „Selbstprogrammierung“: der Weg zu einer vernünftigen Essstruktur im Alltag. Das Einfachste ist es, einen Eiweißshake aus 100 ml Flüssigkeit und 1 EL Eiweißpulver (siehe S. 28) anzurühren. Mir persönlich gefällt mir die Variante Magerquark mit Milch verlängert, dazu ein wenig Obstmus oder alternativ auch Kräuter und Salz.

Die 2. Phase

Wenn diese flüssigen bis breiigen Gerichte langweilig werden, wäre es Zeit für ein Rührei, Spiegelei oder auch gekochtes Ei. Jetzt heißt es gut kauen lernen, damit man das Essen auch schmerzlos verdaut. Die Zunahme der Portionsgrößen sowie die Verträglichkeit von Lebensmitteln ist von Mensch zu Mensch unterschiedlich.

Die 3. Phase

Wie schnell der Kostaufbau erfolgt und zu welchem Zeitpunkt Sie wieder festes Essen wie z. B. Fleisch vertragen, ist sehr individuell. Ihr Körper kann das von Anfang an. Doch die Psyche spielt nicht immer mit. Durch den zu Beginn ungewohnt kleinen Restmagen haben viele Betroffene das Bild im Kopf, dass die Nähte bei falschem Essen oder zu viel Essen aufreißen können. In der Realität wird das Zuviel an Speisebrei hoch in die Speiseröhre oder hinunter in den Darm gedrückt. Beides ist unangenehm, daher sollten Sie vorsichtig sein.

Dauerkost in richtiger Portionsgröße

Es kommt der Tag bei jedem: Etwa vier bis acht Wochen nach der OP können und wollen Sie wieder fest essen und die Breiphase hinter sich lassen. Hier nutze ich immer das Bild einer Kaffeetasse aus Omas gutem Geschirr: Das Volumen dieser Tasse sollte das begrenzende Volumen jeder Mahlzeit sein. Und noch wichtiger wird die Regel: immer 30 Minuten zwischen Essen und Trinken!

Verlieren Sie nicht den Mut, wenn der Kostaufbau langsam voranschreitet. Sie möchten Gewicht verlieren, und das funktioniert unter diesen Bedingungen gut. Nun ist es besonders wichtig, dass Sie genau auf Ihren Körper achten und sich neben der Mahlzeitenstruktur eine eiweißbetonte Lebensmittelauswahl aneignen – und parallel große Zuckermengen sowie versteckte Fette vermeiden.

Niemand liest es gern, dennoch ist es wahr: Eine erfolgreiche Gewichtsabnahme und vor allem ein anschließendes Halten des Wunschgewichts sind nur möglich, wenn Sie von Anfang an ein neues, bedarfsgerechtes Essverhalten erlernen und im Alltag umsetzen und somit üben. Sie schaffen das mit Geduld und wenn Sie jeden Tag an sich glauben.

Darf ich wieder „normal" essen?

Diese Frage bekomme ich häufig gestellt und frage dann zurück, was „normal" denn bedeutet. Ja, Sie dürfen „normal" essen, wenn „normal" heißt, dass Sie deutlich kleinere Mengen als bisher essen und zusätzlich weniger süß und eiweißbetonter essen. Sie dürfen ein halbes Brötchen mit Quark und Marmelade zum Frühstück essen, mittags Hähnchenbrust mit Brokkoli und einer Salzkartoffel, abends Eiweißbrot mit Goudakäse und Tomate. Und ja, natürlich ist auch mal ein Stück Schokolade erlaubt oder auch ein Stück Obst jeden Tag.

Viel und kalorienfrei trinken

Das regelmäßig über den Tag verteilte Trinken hat einen hohen Stellenwert für Ihr Wohlgefühl nach der OP. Dabei ist folgende Regel von Anfang an einzuhalten: 30 Minuten vor und nach dem Essen nichts trinken. Direkt nach der Operation beginnen Sie mit dem schluckweisen Trinken von Tee und stillem Wasser. Nehmen Sie einen Esslöffel zur Hilfe, dann klappt es besser. Ansonsten sollten Sie zu Anfang nach jedem Schluck den Becher oder die Tasse absetzen.

Grundsätzlich sollten Sie Kohlensäure, Kalorien, Zucker, Süßstoffe, Säure und Koffein vermeiden bzw. deutlich reduzieren. Da Sie weniger essen und Lebensmittel ebenfalls Wasser enthalten, erhöht sich die tägliche Trinkmenge von 1,5 l auf mindestens 2 l.

Die Temperatur der Getränke spielt anfangs eine entscheidende Rolle bei der Verträglichkeit. Zimmerwarme oder lauwarme Getränke werden deutlich besser vertragen als keller- oder kühlschrankkalte oder heiße Getränke. Kohlensäure vertragen viele Menschen nach einer Magenverkleinerung nicht sehr gut. Sie stoßen oft auf und müssen sich nach kohlensäurehaltigen Getränken oft übergeben. Daher rate ich Ihnen: Probieren Sie es gar nicht erst aus. Denn wenn Kohlensäure nicht schnell den Magen verlässt, dehnt das Sprudeln der Kohlensäure Ihren kleinen Magen.

Was kann passieren, wenn ich Essen und Trinken nicht trenne?

Wenn Sie Essen und Trinken nicht zeitlich voneinander trennen, erhöhen Sie das Risiko, dass der kleine Restmagen vom Nahrungsbrei freigespült wird und Sie nach einer Mahlzeit nicht satt werden und sofort wieder essen können. Einigen wird übel und Nahrungsbrei samt Wasser kommen wieder zurück: Sie übergeben sich.

Natürlich dürfen Sie mit oder nach dem Essen mal einen Schluck Wasser trinken, um ein besseres Mundgefühl zu haben. Es sollte aber bei 1–2 EL zur Mahlzeit bleiben.

Gehören Kaffee und Tee zur Trinkmenge? Wie viel ist gut?

Auch Bohnenkaffee, grünen und schwarzen Tee dürfen Sie zur Trinkmenge zählen. Dass diese Getränke nicht zur täglichen Flüssigkeitszufuhr gezählt werden dürfen, stimmt so nicht. Täglich drei bis vier Tassen koffeinhaltige Getränke sind eine verträgliche Menge.

Nehmen Sie zu wenig Flüssigkeit zu sich, sendet der Körper deutliche Signale. Schwindel, Müdigkeit, Spannungskopfschmerzen, eine nachlassende Konzentration, Verstopfung und dunkelgelber Urin beispielsweise deuten sie auf zu wenig Wasser im Körper hin. Nach der OP kommt es nicht selten vor, dass zu wenig getrunken wird. Die unzureichende Flüssigkeitsaufnahme kann zu einem akuten Nierenversagen führen. Daher ist es wichtig zu trinken, auch wenn Sie keinen Durst haben. Wenn Sie sichergehen wollen, helfen ein Trinkprotokoll oder eine kostenlose Trink-App.

Getränke und ihr Zucker- und Kaloriengehalt

GETRÄNKE PRO 200 ML	g ZUCKER	KCAL
Wasser	0	0
Tee und Kaffee ohne Zucker	0	0
Kaffee mit etwas Milch	0,1	10
Light-/Zero-Getränke	0	0-1
Brühe	0	4–6
Wasser-Saft-Schorle (50 ml Saft mit 200 ml Wasser)	4–6	16–24
Wasser mit Fruchtaroma (z. B. Kirsche, Erdbeere, Orange)	4–5	16–20
Gemüsesäfte	6–7	30-34
Saftschorle, gekauft (mehr als 50 % Saft)	14	60
Limonade, Cola, Saft und Smoothie	>25 g	>100

Quelle: Bundeslebensmittelschlüssel (BLS)

Alkohol: Darf ich mal ein Glas Sekt trinken?

Bei Menschen, die eine bariatrische OP hinter sich haben, zeigt der Alkohol eine direktere Wirkung. Der Blutalkoholspiegel steigt schnell in die Höhe. Ein schneller Alkoholkick kann dabei erlebt werden, der vermutlich leichter zu einer Alkoholsucht führen kann. Hier ist also besondere Achtsamkeit geboten.

Auch gibt es unterschiedliche Meinungen, wie lange nach der OP Sie keinen Alkohol trinken sollten. Allgemein gilt die Empfehlung, ein halbes Jahr abstinent zu bleiben. Das ist aus verschiedensten Gründen gut: So umgehen Sie den hohen Kaloriengehalt von Alkohol und seine enthemmende Wirkung, außerdem vermeiden Sie eine schlechtere Fettverbrennung und die Gefahr von Reflux. Doch zu einem ganz besonderen Anlass, wenn Ihnen das Anstoßen mit einem Glas Sekt wirklich wichtig ist, dürfen Sie mit der Regel „Kein Alkohol" brechen.

Ist das halbe Jahr herum, können Sie ab und zu Alkohol trinken – aber vorsichtig, denn er wirkt schneller und intensiver. Fahren Sie auch nach dem Genuss von nur kleinen Mengen Alkohol kein Auto, auch wenn es vor der OP für Sie kein Problem war, die Promille-Grenze zu erspüren!

Erfahrungstipps meiner Patienten

Wie schaffen Sie die Trinkmenge von mindesten 2 l am Tag?

Aaron B., Christian S., Peter G.: Ich habe vorher schon viel getrunken. Ja, am Anfang war es schwer, ich erinnere mich, aber heute ist das kein Problem für mich und mir schmeckt auch Wasser. Das ist Kopfsache – wie alles.

Claudia A., Yvonne M., Chloi T.: Oh, das Trinken ist heute noch schwierig. Das Wasser und den Tee stellt man sich morgens hin und abends stellt man fest, dass die Flaschen noch voll sind. Es ist ein Kampf, da man zum Essen nicht trinken kann und auch überhaupt nicht schnell trinken kann.

Wie halten Sie es mit Alkohol?

Aaron B., Peter G.: Also, mal ein Bier am Wochenende oder in geselliger Runde trinke ich schon. Viel geht nicht wirklich, den Alkohol merkt man ganz gut.

Claudia A.: Ich trinke keinen Alkohol, aber ich mochte noch nie gerne Alkohol und habe ihn schon immer schlecht vertragen.

Chloi T.: Ja, ich komme manchmal in die Verlegenheit anzustoßen, aber ich kann das Glas nicht leer trinken. Das ist zu viel für mich.

Leitungswasser versus Mineralwasser

Manchmal werde ich gefragt, ob man Mineralwasser wegen der Mineralien Leitungswasser vorziehen solle. Leitungswasser ist das bestuntersuchte Lebensmittel. Eine Untersuchung der Stiftung Warentest kam zu dem Ergebnis, dass die meisten Mineralwässer aus dem Supermarkt nicht mehr Mineralien enthalten als das Wasser aus der Leitung. Nur jedes fünfte Wasser zeigte einen hohen oder sehr hohen Gehalt an Magnesium, Natrium und anderen Mineralstoffen.

Der Begriff Wasserhärte von Leitungswasser beschreibt im Wesentlichen den Gehalt an Kalzium und Magnesium. Somit ist hartes Wasser gut für den Mineralienhaushalt. Aus Trinkwasser benötigen wir vor allem das Wasser selbst, ein mineralienreiches Wasser ersetzt niemals die Nahrungsergänzungsmittel Kalzium und Magnesium.

Die Eiweißmenge erhöhen

Eine der vielen wichtigen Essensregeln lautet: Jede Mahlzeit sollte eine gute Eiweißquelle haben. Eiweiße sind Proteine. Das Wort leitet sich vom griechischen proton für „das Erste, das Wichtigste" ab. Proteine sind für unseren Körper sehr wichtig. Da wir keine Eiweißspeicher besitzen, müssen unsere Zellen regelmäßig mit Eiweiß aus dem Essen versorgt werden. Eiweiße liefern hauptsächlich Bausteine für Muskeln, Organe und Blut, aber auch für Enzyme und Hormone, und helfen bei der Immunabwehr.

Die richtige Eiweißmenge pro Tag

Eiweiße bestehen aus verschiedenen Aminosäuren. Einige dieser Aminosäuren kann der Körper nicht selbst bilden, daher baucht er eine ständige Zufuhr von außen. Die Empfehlung pro Tag lautet: 0,8 g Eiweiß pro kg Körpergewicht versorgen uns mit allen Aminosäuren ausreichend.

Doch auf welches Körpergewicht bezieht sich die Menge: auf das aktuelle, das Normalgewicht oder das Wunschgewicht? Oft wird auch vom Chirurgen allgemein gesagt, zwischen 60 und 70 g am Tag. Ich habe in meinen Beratungen diese Regel: 1 g Eiweiß pro Körpergröße in cm minus 100. Das finde ich bei Körpergrößen von 156–197 cm praxistauglicher. Und natürlich braucht ein großer Mann nach der OP weiterhin mehr Eiweiß als eine kleine Frau.

Wie schaffe ich es, ausreichend Eiweiß zu essen?

Weil Sie ohnehin eine viel geringere Nahrungsmenge zu sich nehmen, ist ein besonderes Augenmerk auf eine ausreichende Eiweißzufuhr zu legen. Eine gute Eiweißversorgung wird über das Albumin im Blut bestimmt. Der Albuminwert sollte vom Arzt regelmäßig zu Anfang vierteljährlich, später halbjährlich überprüft werden. Liegt eine schlechte Eiweißversorgung vor, kann es zu Muskelabbau oder Haarausfall kommen. Sehr gut mit Eiweiß versorgt zu sein, heißt daher, dass Sie bei Ihren drei Hauptmahlzeiten eiweißreiche Lebensmittel wie fettarme Milchprodukte, Käse, Ei oder mageres Fleisch oder Fisch zu sich nehmen sollten.

Welche Lebensmittel sind gute Eiweißquellen?

Tierisches Eiweiß aus Fisch, Fleisch, Käse, Milch, Milchprodukten und Eiern ähnelt in seiner Zusammensetzung dem Körpereiweiß. Es enthält nahezu alle lebensnotwendigen Aminosäuren in einem sehr guten Verhältnis. Viel pflanzliches Eiweiß ist in Hülsenfrüchten enthalten, z. B. in Erbsen, Bohnen, Linsen sowie in Nüssen und Saaten. Auch Vollkorngetreideprodukte und Kartoffeln tragen zur Eiweißversorgung bei, aber in wesentlich geringeren Mengen. 100 g Kartoffeln haben 2 g Eiweiß, 50 g Roggenmischbrot (eine mittlere Scheibe) haben 3,7 g Eiweiß.

Die Tabelle zeigt Ihnen, wie viel Sie von den aufgeführten Lebensmitteln essen müssen, um 10 g Eiweiß aufzunehmen. Tierische Lebensmittel sind eiweißreicher als pflanzliche. Doch wer Hülsenfrüchte mag, kann sich auch mit diesen auf Dauer gut mit Eiweiß versorgen.

Eiweißbrot

Beim Eiweißbrot wird ein Teil des Mehls durch pflanzliches Protein, vor allem aus Weizeneiweiß und Hülsenfrüchten ersetzt. Aber auch tierisches Eiweiß wie Molkenprotein kann darin enthalten sein. Mit 20 bis 22 Gramm pro 100 Gramm (ca. 2 Scheiben) enthält Eiweißbrot etwa dreimal so viel Eiweiß wie klassisches Vollkornbrot. Außerdem liefert es mit 9 bis 13 Gramm ein Vielfaches an Fett im Vergleich mit einem herkömmlichen Vollkornbrot (1 bis 3 Gramm).

10 g Eiweiß sind enthalten in …

TIERISCHE LEBENSMITTEL	KCAL
300 ml Milch (1,5 % Fett)	135
300 g Naturjoghurt (1,5 % Fett)	135
150 g Doppelrahmfrischkäse	510
100 g Skyr (0,2 g Fett)	60
100 g Ehrmann Natur High Protein	55
100 g Ehrmann High Protein Vanilla Pudding	75
100 g Ehrmann High Protein Chocolate Mousse	75
75 g Magerquark	50
50 g magerer Fisch, z. B. Kabeljau	45
50 g Lachs	70
50 g mageres Fleisch	50
50 g gekochter Schinken	60
45 g Thunfisch aus der Dose (im eigenen Saft)	50
2 kleine Eier (80 g)	120
40 g Käse, z. B. Gouda (45 % Fett i. Tr.)	160
30 g Harzer Käse	45
80 g Hüttenkäse (mager)	80
PFLANZLICHE LEBENSMITTEL	
140 g grüne Erbsen, tiefgefroren	140
120 g Tofu	80
110 g Linsen, gekocht	90
110 g Bohnen, gekocht	140
110 g Kichererbsen, gekocht	150
20 g Sojafleisch, trocken	70
ERSATZPRODUKTE	
10 g Eiweiß(shake)pulver	40
10 g Eiweißpulver (Eiweißkollagen)	40

Für viele verwunderlich: Auch Vegetarier können sich mit den fleisch- und fischlosen in der Liste aufgeführten Lebensmitteln ausreichend eiweißreich ernähren.

Was ist ein gutes Eiweißpulver?

Meine Patienten stimmen mir nicht immer zu, aber ich meine, dass Sie zu Beginn, wenn Ihnen das Essen schwerfällt, ein Eiweißpulver nutzen sollten. Eiweiß ist wichtig für den Muskelerhalt. Ein Mangel reduziert die körperliche sowie psychische Kraft, führt zu negativen Stimmungslagen, Müdigkeit sowie Erschöpfungsgefühlen und erhöht die seelische Empfindlichkeit.

Ein Eiweißpulver ist praktisch: Es ist schnell in kleiner Menge angerührt. Das Pulver ist mindestens ein Jahr lang haltbar. Es lässt sich gut portionieren und kann daher immer mitgeführt und außer Haus fix angerührt werden. 10 g Eiweißpulver mit 80–120 ml Wasser oder Milch sind eine Eiweißbombe, die nach der OP sehr bekömmlich ist. Selbstverständlich ist Magerquark mit etwas Fruchtmus eine schmackhaftere Alternative, falls Ihnen das angerührte Pulver nicht zusagt. Doch Magerquark braucht Kühlung und kann daher nicht so einfach und bequem außer Haus mitgenommen werden. Das Mindesthaltbarkeitsdatum von Quark ist im Vergleich zu Eiweißpulver kurz: Ein angebrochenes Päckchen ist noch drei bis vier Tage im Kühlschrank haltbar.

Ein für Sie brauchbares Eiweißpulver hat etwa 80 g oder mehr Eiweiß auf 100 g Pulver. Der Markt der Eiweißpulver ist riesig. Eiweiß auf Molkenbasis (englisch whey) ist äußerst beliebt, andere sind eine Mischung aus Molkenprotein und pflanzlichen Proteinen. Und natürlich gibt es auch rein vegane Eiweißpulver.

Wählen Sie das, was Ihnen schmeckt, aber achten Sie immer auf den hohen Eiweißgehalt Ihres Pulvers. Es gibt nämlich auch Unmengen an Eiweißshakes und Abnehmprodukten, die sehr wenig Eiweiß und zu viele Kohlenhydrate haben. Diese Produkte sind ungeeignet bis kontraproduktiv. Neben neutralem Eiweißpulver, was sich sehr gut in Gemüsesuppen unterrühren lässt, gibt es eine schier unübersichtlich große Menge an unterschiedlich süß schmeckenden Eiweißpulvern. Bitte kaufen Sie nicht so viel und trinken bzw. löffeln Sie nicht nur „süß". Die süßen Eiweißshakes triggern Ihr Gehirn und programmieren Sie auf „süß". So kommen Sie nur schwierig zu Ihrem Wunschgewicht.

Zwei Typen von Eiweißpulver

Neben dem Eiweißpulver für Shakes, die Sie geschmacklich wahrnehmen und die oft bei längerem Stehen stark quellen, gibt es Eiweißpulver, die aus Eiweißkollagen bestehen und mehr oder weniger unsichtbar in ein Getränk oder auch ins Essen eingerührt werden können.

Diese sind nicht preiswert, ich empfehle sie insbesondere Menschen mit niedrigem Eiweißverzehr oder zum Gebrauch an stressigen Tagen. Denn 10 g kollagenes Eiweißpulver lassen sich in eine Tasse Kaffee einrühren, ohne dass sich etwas am Geschmack des Kaffees ändert. Neben Pulver gibt es natürlich auch schon fertig angerührte Eiweißshakes und Eiweißwasser (kollagenes Eiweiß). Sie sind im Verhältnis zum Pulver in der Regel teurer und nicht ideal, was den anfallenden Verpackungsmüll betrifft. Ihr Vorteil ist, dass sie jederzeit und überall trinkbereit sind – bei wenig Zeit und wenn Sie viel außer Haus sind, vielleicht dann doch eine weitere Option.

Erfahrungstipps meiner Patienten

Wie lange haben Sie Eiweißpulver benutzt?

Aaron B.: Heute, 15 Monate nach dem OP-Termin, benutze ich so gut wie kein Eiweißpulver, aber ich trinke jeden Morgen einen Proteinkaffee aus dem Discount. Dann habe ich schon 20 g Eiweiß und eine gute Basis gelegt. Das ist übrigens mein Frühstück.

Chloi T.: Ich schaffe das locker über Quark aufs Brot, Käse, Fisch und auch Fleisch. Wenn ich nicht richtig zum Kochen komme, dann esse ich abends einfach einen Proteinpudding.

Yvonne M.: Also, ich hatte lange Schwierigkeiten, auf mein Eiweiß zu kommen. Irgendwann kann man das Proteinpulver nicht mehr sehen. Konsequent Fleisch und Fisch essen bzw. kochen tue ich nicht. Aber ich bin dann wieder hin zur Ernährungsberaterin, und die ist mit mir durch meine Supermärkte gelaufen und hat mir gezeigt, was es an eiweißreichen und kalorienarmen Lebensmitteln und Fertiggerichten gibt. Das war super, ich kaufe immer noch den leckeren Linsensalat. Ohne das Einkaufstraining wären mir die Eiweißquellen in den Lebensmitteln im Supermarkt nicht sichtbar geworden.

Lassen Sie Ihren Albuminwert noch regelmäßig bestimmen?

Peter G.: Ja, am Anfang wusste mein Hausarzt nicht, welche Werte er überprüfen musste. Nachdem ihm das klar war, wurden alle Werte anstandslos geprüft. Ich muss auch nichts dafür bezahlen! Mein Hausarzt sagt, dass er für mich alles gerne macht und er Spaß an seinem Beruf hat, weil ich zu den Patienten gehöre, die wirklich den Rat der Ärzte umgesetzt haben.

Aaron B.: Natürlich lasse ich meinen Albuminwert und die andere Werte, Vitamin B12 und Folsäure, prüfen. Für mich ist das kein Problem, das Geld aufzubringen. Im Verhältnis zu dem, was ich bekommen habe, ist der Unkostenbeitrag doch klein und überschaubar.

Fettarm, aber nicht fettfrei

Fette haben immer noch einen schlechten Ruf, da sie mehr als doppelt so viele Kalorien wie Eiweiß und Kohlenhydrate enthalten. In kleinen Mengen sind sie jedoch für unsere Ernährung unverzichtbar, denn sie liefern lebensnotwendige Fettsäuren und verbessern die Aufnahme von fettlöslichen Vitaminen. Daher sollten Sie Ihr Vitamin-D-Ergänzungspräparat auch direkt nach einer Mahlzeit mit Fett als Bestandteil einnehmen.

Nicht alle fetthaltigen Lebensmittel sind gleich gut. Wir unterscheiden in Lebensmittel mit guten und eher schlechten Fetten.

Was sind gute Fette?

Unter „guten Fetten" verstehen wir vor allem ungesättigte Fettsäuren. Diese werden in einfach und mehrfach ungesättigte Fettsäuren unterteilt. Vor allem Olivenöl, aber auch in Rapsöl oder Eigelb sind reichlich einfach ungesättigte Fettsäuren. Die mehrfach ungesättigten Fettsäuren werden in Omega-3-Fettsäuren und Omega-6-Fettsäuren eingeteilt. Die Omega-3-Fettsäure Alpha-Linolensäure und die Omega-6-Fettsäure Linolsäure sind essenziell. Das heißt, sie können vom Körper nicht selbst aufgebaut, sondern müssen mit der Nahrung aufgenommen werden.

Da wir eher zu wenig Omega-3-Fettsäuren aufnehmen, gilt ihnen ein besonderes Augenmerk. Sie kommen vor allem in pflanzlichen Lebensmitteln wie Rapsöl, Leinöl und Walnüssen vor. Auch Meeresfische wie Lachs, Hering, Sprotte und Makrele aus kalten Gewässern haben viele Omega-3-Fettsäuren. Die Fisch-Omega-3-Fettsäuren heißen Eicosapentaensäure (EPA) und Docosahexaensäure (DHA) und haben einen sehr hohen Gesundheitswert.

Was sind schlechte Fette?

Als ungesund gelten Lebensmittel, die einen sehr hohen Anteil an gesättigten Fettsäuren enthalten. Hoher Anteil heißt, wenn mehr als 35 % der Fettmenge gesättigte Fettsäuren sind. Sie können dies über die Nährwertangaben auf der Lebensmittelverpackung prüfen. Meistens sind sie in tierischen Lebensmitteln in großen Mengen enthalten. Dazu zählen: Wurstwaren und sehr fettes Fleisch, Butter, Sahne und fettreicher Käse, Kokos-Plattenfett und Palmfett (enthalten in Keksen und Schokolade), viele Fertiggerichte mit hohem Fettanteil. Gesättigte Fettsäuren lassen sich nicht auf null reduzieren, und das ist auch nicht nötig. In kleinen Mengen nutzt der Körper diese Fettsäuren z. B. als Energiequelle oder als Baustoff für die Zellmembranen.

In Fast Food, z. B. Burgern, Pommes frites oder Tiefkühlpizza, stecken sehr schädliche Transfettsäuren. Schon kleine Mengen schaden unserem Körper, da er diese nur schlecht verwerten kann und sie sich in den Blutgefäßen ablagern. Damit steigt das Risiko für Herzinfarkt und Schlaganfall. Transfettsäuren sollten Sie daher meiden.

Fettreiche Superfoods in Maßen

Es gibt sowohl fettreiche pflanzliche wie auch tierische Superfoods. Fetter Meeresfisch mit den Omega-3-Fettsäuren Eicosapentaensäure (EPA) und Docosahexaensäure (DHA) gehören dazu.

Richtig umgehen mit fetthaltigen Lebensmitteln

REGELMÄSSIG
1–2 EL pro Tag: Pflanzenöle, z. B. Oliven- und Rapsöl
max. 20 g pro Tag: Nüsse und Saaten
2 x die Woche: 125 g Meeresfisch
täglich: Butter und Margarine (kratzen, nicht streichen)
mehrmals die Woche: Hühnerei
in Maßen: Quark bis 20 % Fett, Käse bis 45 % Fett i. Tr.

Ideal wäre es, wenn Sie zweimal die Woche eine Menge von 125 g Lachs, Hering, Makrele oder frischem Thunfisch essen. Übrigens: Thunfisch im eigenen Saft aus der Dose ist fettarm und damit auch arm an Omega-3-Fettsäuren.

Nüsse und Saaten zählen ebenfalls zu den fettreichen Superfoods. Sie enthalten viele gesunde Fette. 20 g am Tag sind hier völlig ausreichend. Bitte wiegen Sie die Menge, denn es ist keine Handvoll, wie man oft liest, sondern eher ein Viertelhändchen.

Erfahrungstipps meiner Patienten

Essen Sie Butter aufs Brot oder, anders gefragt, wie gehen Sie mit Fett um?

Claudia A.: Ja, natürlich kratze ich dünn Butter aufs Brot. Und ich habe mir nach der OP bessere Pfannen gekauft, damit ich beim Kochen Öl spare.

Yvonne M.: Ich habe noch nie Butter aufs Brot gestrichen. Ich verwende Frischkäse und zum Kochen wie gelernt Rapsöl und Olivenöl. Sahne brauche ich selten und dann kaufe ich die fettreduzierte Sahne in den Plastikfläschchen.

Aaron B.: Wir haben einen Air-Fryer, den kann man sparsamer mit Fett bestücken. Meine Kinder verlangen nach Pommes und Chicken-Nuggets, dafür ist er cool.

EHER SPARSAM ODER SELTEN
Wurst und fettes Fleisch
Käse mit 60 % Fett i. Tr. und mehr
Frittiertes und Fettgebäck
Sahne und Crème fraîche
Avocado
Doppelrahmfrischkäse (dünn streichen)

Kohlenhydrate bilden das Schlusslicht

Kohlenhydrate zählen wie Fett und Eiweiß zu den drei Hauptnährstoffen. Sie liefern dem Körper in erster Linie Energie. Eine hohe Aufnahme an Kohlenhydraten ist maßgeblich an Übergewicht beteiligt. Sie sollen aber nicht komplett auf Kohlenhydrate verzichten, sondern zwischen einfachen und komplexen Kohlenhydraten unterscheiden und die sinnvolleren komplexen Kohlenhydrate bevorzugen. Kohlenhydrate bilden auf Ihrem Teller das Schlusslicht. Sie werden nur gegessen, wenn Sie wirklich noch Hunger haben.

Direkt nach der OP ist es extrem ratsam, bei jeder Mahlzeit zuerst die eiweißreichen Lebensmittel zu essen. Die meisten sind froh, wenn sie zwei bis vier Esslöffel als eine Mahlzeit essen können. Das sollte dann angemachter Quark, Skyr, Eiweißshake oder Ähnliches sein – das sind fast zu 100 % eiweißhaltige Rezeptvorschläge. Wer Grießbrei, Milchreis oder „Babybrei aus Instantflocken" isst, führt sich wenig Eiweiß zu – das ist nicht ratsam.

Langsam, aber sicher können Sie die Essensmenge steigern. Erst jetzt kommen die Kohlenhydrate ins Spiel, sie stehen aber Ihr restliches Leben hinten an. Zuerst sollen Sie immer die Eiweißquelle, wie Fleisch und Fisch, zu sich zu nehmen, und nach ein wenig Gemüse können Sie dann noch Kartoffeln, Reis oder Nudeln essen. Auch drei Monate nach der OP sowie später gilt weiterhin die Regel: Hören Sie beim ersten Sättigungsgefühl mit dem Essen auf.

Die tägliche Kohlenhydratmenge

Die wichtigsten Grundpfeiler der Ernährung nach der OP bleiben eine eiweißbetonte und fettarme Ernährung. Entscheidend für den Erfolg ist ein möglichst zuckerfreies oder wenigstens zuckerarmes Essen. Auch Süßstoffe sollten Sie im Blick behalten.

Prüfen Sie bei jeder Mahlzeit, ob Eiweißquellen wie Milchprodukte, Eier, Hülsenfrüchte, Nüsse, Fleisch und Fisch dabei sind. Diese Lebensmittel werden kombiniert mit einer Gemüse- oder Obstportion. Dazu kommen kleine Kohlenhydratbeilagen wie Kartoffeln, Reis, Vollkornnudeln und -brot sowie Haferflocken und ungezuckertes Müsli.

Die richtigen komplexen Kohlenhydrate

Komplexe Kohlenhydrate sind gute Sattmacher. Sie sind aus einer großen Menge an Zuckereinheiten zusammengesetzt, während Zucker aus ein oder zwei Zuckereinheiten besteht. Bedingt durch ihre Größe müssen sie im Darm zerlegt werden, die Zuckereinheiten gelangen somit viel langsamer ins Blut. Ein Beispiel für komplexe Kohlenhydrate ist die Stärke in Kartoffeln und Getreide. Bei gleicher Energiemenge sättigen diese Lebensmittel länger als zuckerhaltige Produkte.

Ballaststoffe wie bei Vollkornprodukten sorgen dafür, dass Lebensmittel Sie besser satt machen. Essen Sie von Anfang an keinen Buttertoast, sondern Vollkorntoast und Vollkornknäckebrot. Sie müssen keine schweren Körnerbrote essen, doch sollten Sie fein gemahlene Vollkornbrote, Haferbrote oder Eiweißbrote als ideale Unterlage für Ihr Quark-, Käse- oder Schinkenbrot wählen.

Lebensmittel mit komplexen Kohlenhydraten und Ballaststoffen lassen den Blutzucker langsamer steigen, Sie bleiben länger satt und tun gleichzeitig etwas für Ihre Verdauung. Ballaststoffe machen bei ausreichender Trinkmenge Ihren Stuhl weicher. Natürlich dürfen Sie auch mal ein kleines Stück Baguette oder weißes Brötchen am Sonntag essen. Es sollte jedoch die Ausnahme, nicht die Regel sein.

Richtig umgehen mit kohlenhydrathaltigen Lebensmitteln

Regelmäßig

- Gemüse (täglich)
- Obst (täglich)
- Hülsenfrüchte (Erbsen, Linsen, Bohnen, Kichererbsen) (wöchentlich)
- Vollkornbrot, Eiweißbrot, Haferbrot, Vollkorn-Knäcke und Vollkorntoast (täglich)
- Haferflocken, Getreideflocken (naturell) (täglich)
- Kartoffeln (regelmäßig)
- (Vollkorn-)reis, (Vollkorn-)nudeln, Quiona, Hirse, Amarant (regelmäßig)

Eher sparsam oder selten bis nie

- Weißbrot und Roggenmischbrot
- 1 x pro Woche: Kuchen, Kekse, Plätzchen nur zu einem besonderen Anlass
- 20 g pro Tag: Süßigkeiten (wenn Sie sie brauchen, am besten dunkle Schokolade)
- selten bis nie: Süßgetränke, wie Softdrinks und Säfte
- wenn Schorlen, dann nicht nur und nur daumenbreit Saft ins 250-ml-Glas mit Wasser
- Zucker, Honig, Dicksaft usw. möglichst gar nicht zum Nachsüßen nutzen
- Süßstoffe in den Eiweißshakes lassen sich nicht vermeiden, aber wenn möglich, sollten Sie keine süßstoffangereicherten Getränke und Flavour-Drops verwenden (siehe rechts).

Was tun bei Lust auf Süßes?

Wenn Sie Lust auf etwas Süßes haben, dann ist das keine Sünde, sondern ein ganz normales menschliches Verlangen. Sie müssen sich also nicht schlecht fühlen, wenn Sie süß essen. Das tue ich übrigens auch: fast täglich 20 g dunkle Schokolade. Danach bin ich glücklich und kein schlechter Mensch oder eine schlechte Ernährungsberaterin. Daher sage ich den Menschen in meiner Beratung: Wenn Sie auf der Suche nach Süßem sind, überlegen Sie sich, was Sie wirklich lecker finden und womit Sie nach einer kleinen Menge wieder aufhören können. Es müssen nicht unbedingt meine 20 g sein und auch nicht Schokolade. Genießen Sie das Süße. Essen Sie es nicht nebenbei, dafür ist es viel zu kostbar.

Vergessen Sie nicht, sich immer Zeit für den Moment des Genusses zu nehmen.

Verbieten Sie sich nichts, sondern halten Sie die Menge der Süßigkeiten sehr klein. Klappt das nicht und Sie haben das Gefühl, es wird zur Sucht, sollten Sie sich einen Ruck geben und sich professionelle Hilfe von Verhaltenstherapeuten oder Ernährungsberaterinnen holen.

Beliebt sind auch Flavour-Drops. Sie versprechen vollen Geschmack bei 0% Zucker und keine Kalorien. Diese Geschmackstropfen lassen sich in Getränke und Speisen einrühren. Von Schokolade über Banane und Erdbeere bis hin zu Marshmallow, Salzkaramell oder Coffeetoffee – alles ist dabei. Es spricht nichts dagegen, wenn Sie sie hin und wieder, sprich selten, verwenden.

Doch wenn alle drei oder vier Mahlzeiten des Tages aufgrund von Flavour-Drops süß schmecken, tun Sie sich keinen Gefallen. Ihr Gehirn speichert süß weiterhin positiv ab und so ist es schwierig, vom Süßen wegzukommen. Lassen Sie sich erst gar nicht verführen. Sie haben mit wenig echter Süße bei vollem Genuss mehr Erfolg als mit den vielen süßstoffhaltigen Flavour-Drops, die neben Süßstoffen künstliche oder naturidentische Aromen enthalten.

Wenn doch eine Tafel Schokolade dazwischenkommt

Dann haben Sie etwa 560 kcal gegessen, und wenn Sie es genossen haben, freut es mich. Das ist kein Beinbruch. Einige gleichen gern eine Tafel Schokolade mit dem Weglassen einer Mahlzeit aus. Das kann man als Ausnahme so machen. Es ist menschlich und es kann passieren, dass Sie mal aus der gesunden Ernährung ausbrechen. Kein Problem, es darf bloß nicht täglich bzw. die Regel sein. Bei einem Magenbypass könnten Sie eventuell die Folgen eines Spät-Dumpings (siehe S. 58) spüren. Je nachdem, wie heftig der Durchfall oder die Kreislaufprobleme sind, werden Sie für sich feststellen, dass es keine gute Idee war.

Alternativen zum Zucker

Statt Zucker lieber eine Alternative wie Birkenzucker (Xylit), unterschiedlichste Dicksäfte, Sirupe oder Stevia? Sie gelten bei vielen als „natürliche" Süße und die „gesündere" Wahl im Vergleich zum klassischen Haushaltszucker. Leider stimmt das nicht. Alternativen wie Honig oder Agavendicksaft und Sirup bestehen ebenfalls fast nur aus Zucker und sind somit genauso kalorienreich wie Zucker. Sie enthalten minimalst Spuren von Mineralstoffen und Vitaminen – um einen echten Beitrag zur Versorgung mit Mikronährstoffen zu leisten, müssten Sie Unmengen davon essen.

Xylit, also Birkenzucker, Erythrit und Steviolglykoside sind hoch verarbeitete Zusatzstoffe. Diese kalorienarmen bis -freien Zuckeralternativen sind wesentlich teurer als die vergleichbare Menge Haushaltszucker. Vielleicht hilft der hohe Preis dieser alternativen Süßungsmittel, sie als Genuss- und nicht als Konsummittel zu schätzen. Sparsam süßen und wenig Zucker, wie z. B. dünne Saftschorle einmal am Tag, ist okay.

Was ist von Süßstoffen zu halten?

Jeder von uns kennt die kleinen „Tabletten“ aus dem Süßstoffspender oder den flüssigen Süßstoff aus der kleinen Glasflasche. Doch wenigen ist bewusst, dass wir eine Vielzahl von kalorienfreien Süßstoffen auf dem Markt haben. Süßstoffe sind meist synthetisch hergestellte Süßungsmittel und dienen als Ersatz für Zucker, dessen Süßkraft sie erheblich übertreffen. Oft werde ich gefragt, wie es mit potenziell unerwünschten Wirkungen von Süßstoffen aussieht.

Schaut man auf die Seite des Bundesinstituts für Risikobewertung, lässt sich dort nachlesen, dass die Zulassung durch viele Institutionen und Experten erfolgt und der Konsum von Süßstoffen im Rahmen bestimmter Mengen gesundheitlich unbedenklich ist. Süß schmeckende Eiweißshakes enthalten Süßstoff, damit sollte es aus meiner Sicht genug sein. Rechnerisch sind sie zwar noch längst nicht an den aufgeführten Grenzwerten, aber sie sind zu künstlich süß und hindern Sie, vom Süßhunger loszukommen.

Süße kalorienfreie Getränke „zero“ und „light“ als permanente Durstlöscher sind abgesehen von ihrer Kohlensäure aufgrund ihres extrem süßen Geschmacks kritisch zu sehen. Sie triggern Sie und Ihr Bedürfnis nach Süßem nimmt zu. Mal ein Glas Cola light oder normale Cola, wenn es von der Kohlensäure her geht, mit Freunden am Wochenende ist völlig okay. Die WHO empfiehlt in ihrer neuen Richtlinie „Use of non-sugar sweeteners“ vom Mai 2023, zuckerfreie Süßstoffe nicht zur Gewichtskontrolle zu verwenden, sondern den richtigen Umgang mit Zucker zu lernen.

ADI-Werte für Süßstoffe

E-NR.	SÜSSUNGSMITTEL	ADI-WERT (mg PRO kg KÖRPERGEWICHT UND TAG)
E 950	Acesulfam K	9
E 951	Aspartam	40
E 952	Cyclamat	7
E 954	Saccharin	5
E 955	Sucralose	15
E 957	Thaumatin	„akzeptabel"
E 959	Neohesperidin DC	5
E 960	Steviolglykoside	4
E 961	Neotam	2
E 962	Aspartam-Acesulfamsalz	„akzeptabel"
E 969	Advantam	5

Quelle: Bundesinstitut für Risikobewertung (BfR)

Zuckeraustauschstoffe – Birkenzucker und Erythrit

Zuckeraustauschstoffe, auch Zuckeralkohole genannt, haben einen geringfügigeren Einfluss auf den Blutzuckerspiegel als Haushaltszucker. Birkenzucker (Xylit) und Erythrit sind die beiden beliebtesten Zuckeraustauschstoffe. Der Energiegehalt von Xylit ist nur halb so hoch wie der von Zucker. Erythrit ist sogar kalorienfrei. In geringen Mengen – wie auch Zucker – können Sie beide verwenden, wenn Sie mal ein klitzekleines Stück Kuchen oder ein Minidessert zubereiten und essen. Die wenigen süßen Rezepte im Rezeptteil sind mit Zucker und Zuckeraustauschstoffen getestet. Meine erste Wahl für Sie lautet Zucker.

Erfahrungstipps meiner Patienten

Wie halten Sie es mit Süßstoffen und Zuckeraustauschstoffen?

Alle: Ich benutze Süßstofftabletten wie früher im Kaffee oder Tee, aber ich habe mir keine zuckerfreien Süßungsmittel zum Kochen oder Backen gekauft.

Christian S.: Es reicht, die vielen eiweißreichen Produkte zu essen, die – wenn süß – Süßstoff enthalten. Außerdem habe ich Flavour-Tropfen für Quark oder Getränke gekauft. Ich benutze sie aber nicht immer, nur wenn ich keine Früchte habe. Es kann nicht gesund sein, so viel Süßstoff mit den Lebensmitteln aufzunehmen. Und außerdem habe ich Angst, dass ich mich selbst mit Süßstoff betrüge. Nach dem Motto: Da ist ja kein Zucker drin und dann ist es nicht schlimm.

Chloi T.: Ich will nicht so viel süß essen, daher backe ich Kuchen mit Zucker und esse im Vergleich zu früher wirklich sehr wenig.

Essen Sie noch süß? Und wenn ja, was?

Claudia A.: Oh, da sprechen Sie ein Thema an. Am Anfang war alles gut. Dann wurde ich schwanger. Die Schwangerschaft verlief ohne Komplikationen, doch nach der Entbindung fing es an. Ich habe wieder angefangen, Süßes zu essen und verstehe nicht, warum. Es sind die alten Süßigkeiten. Ich habe vor der OP ein Achtsamkeitstraining von der Krankenkasse bezahlt bekommen. Das alles nützt nichts. Ich esse wieder süß und habe Hunger und schiebe es vor mir her, Sie oder eine Psychologin aufzusuchen. Wir ziehen ja um, aber ich weiß, dass es eine Ausrede ist. Ich kann einfach im Moment nicht anders und hoffe, dass es sich von selbst legt.

Peter G., Aaron B.: Süßigkeiten waren nicht mein Problem. Süßgetränke schon eher, aber als Durstlöscher kommen sie nicht mehr infrage. Ich verstehe nicht, warum ich so viel davon getrunken habe. Heute reicht mir mal ein Glas am Wochenende, aber auch nicht jedes. Chips mag ich mal ganz gerne. Aber eine Tüte – wie früher – würde ich nie packen. Was macht da eine Handvoll Chips? Ich habe es verinnerlicht. Ich will leben und nicht nur essen.

Vitamine, Mineralstoffe und Co.

Die tägliche Einnahme von Nahrungsergänzungsmitteln ist Pflicht. In Ihrem Adipositaszentrum wurden Sie darüber informiert, dass Sie aus verschiedenen Gründen unbedingt Vitamine, Mineralstoffe und Spurenelemente über Tabletten und/oder Spritzen zuführen müssen.

Kalzium und Vitamin D3 für die Knochengesundheit

Für die Mineralisierung und die Festigkeit der Knochen und der Zähne ist eine zusätzliche Versorgung mit Kalzium unerlässlich. Weil unsere Knochen das Kalziumdepot unseres Körpers sind, lässt sich ein Kalziummangel nicht einfach über Blutwerte feststellen.

Um dem Kalzium einen guten Zugang zu den Knochenzellen zu verschaffen, braucht es Vitamin D. Vitamin D ist einer der wichtigsten Cofaktoren für die ausreichende Kalziumversorgung. Es fördert die Kalziumaufnahme im Darm und steigert die Kalziumeinlagerung in den Knochen. Nach neuesten Erhebungen haben mehr als 25 % aller Deutschen über 50 Jahre ein erhöhtes Osteoporoserisiko, da die Knochen zu wenig Kalzium eingelagert haben. Täglich 1000 mg Kalzium über ein Nahrungsergänzungsmittel sind daher Pflicht für Sie nach einer Magenverkleinerung. Am besten wirkt das Kalzium, wenn Sie es in Form von Kalziumcitrat zu sich nehmen.

Vitamin-D3-Prophylaxe – ja, bitte!

Vitamin D ist ein fettlösliches Vitamin. Seine bekannteste Funktion ist die Beteiligung am Knochenstoffwechsel. Darüber hinaus ist Vitamin D an weiteren Stoffwechselvorgängen, bei der Bildung von Proteinen und der Steuerung einer Vielzahl von Genen beteiligt. Die Bestimmung des Vitamin-D-Status erfolgt durch die Messung von 25-Hydroxyvitamin-D im Blutserum.

Um niedrigen Vitamin-D-Werten ganzjährig entgegenzuwirken, legen aktuelle Empfehlungen nahe, zwischen März und Oktober zwei- bis dreimal pro Woche Gesicht, Hände und Arme unbedeckt und ohne Sonnenschutz der Sonne auszusetzen. Meist ist das jedoch noch nicht ausreichend, daher wird zur Verbesserung des Vitamin-D-Status die Einnahme von Supplementen empfohlen. Hier gibt es drei Möglichkeiten:

1. 1000–2000 IE Vitamin D3 sind in der Apotheke, im Drogeriemarkt oder in großen Supermärkten erhältlich.
2. Wöchentlich bis zu 10.000 IE Vitamin D3. Bei dieser hohen Gabe ist ein Rezept vom Arzt nötig. Es ist in der Regel ein Mangel festgestellt. Der Arzt legt die Einnahmehäufigkeit fest, damit es nicht zu einer Überdosierung kommen kann.
3. Damit Sie nicht zu viele Tabletten nehmen müssen, können Sie auf ein Kombiprodukt „Vitamin D3-Kalzium“ zurückgreifen.

Magnesium – gegen Muskelkrämpfe

Magnesium reguliert das Zusammenspiel von Nerven und Muskeln, stabilisiert Knochen und Zähne und ist an der Regulierung des Blutzuckers beteiligt. Anzeichen eines Magnesiummangels können Wadenkrämpfe, Müdigkeit und innere Unruhe sein. Da durch die kleineren Mahlzeiten die Versorgung mit Magnesium kritisch ist, müssen Sie auch diesen Mineralstoff supplementieren. 300–350 mg Magnesium braucht der erwachsene Mensch täglich. Achten Sie darauf, dass Sie es wie beim Kalzium in Form von einer Citratverbindung zu sich nehmen. Diese Form verbessert die Aufnahme aus dem Darm.

Noch ein wichtiger Hinweis: Wenn Sie gleichzeitig Kalzium- und Magnesiumpräparate einnehmen (z. B. 350 mg Magnesium und 1000 mg Kalzium), können sich die Mineralstoffe im Darm bei der Resorption gegenseitig negativ beeinträchtigen. Deshalb ist es ratsam, zwischen den Einnahmen der beiden Mineralien zwei bis drei Stunden verstreichen zu lassen.

Eisen – insbesondere für Frauen bis in die Menopause

Die Eisenversorgung hierzulande ist ausreichend, und selbst wenn Sie die empfohlene Zufuhr unterschreiten, muss das nicht zwangsläufig zu einem Mangel führen. Von einem schlechten Eisenstatus sind generell häufiger Frauen im gebärfähigen Alter betroffen als andere Personen, daher wird ihnen prinzipiell eine Eisensubstitution empfohlen. Zu den möglichen Folgen einer bariatrischen Operation, insbesondere eines Magenbypasses, gehört ein Eisenmangel, da danach allgemein weniger Eisenhaltiges gegessen wird. Bei einem Magenbypass verschlechtert sich außerdem die Aufnahme (Resorption) von Eisen aus dem verkürzten Dünndarm deutlich. Der Ferritin-Blutspiegel muss nach der OP kontrolliert und ein Defizit ausgeglichen werden, um langfristig eine Anämie zu verhindern.

Eisen sorgt für den Sauerstofftransport von der Lunge zu den Geweben sowie für die Speicherung von Sauerstoff in den Muskeln und ist ein Bestandteil im Energiestoffwechsel. Die ersten Symptome eines Eisenmangels sind Haar- und Nagelbrüchigkeit, Einrisse in den Mundwinkeln sowie erhöhte Infektanfälligkeit. Ein fortgeschrittener Eisenmangel kann zu Blutarmut führen und die körperliche Leistungsfähigkeit beeinträchtigen. Müdigkeit, allgemeine Schwäche und Störungen in der Regulation der Körpertemperatur sind die Folge.

Bei schlechter Aufnahme des Eisens aus dem Darm führen Eisenpräparate zu Übelkeit, Durchfällen oder Verstopfung. Eisen kann je nach Präparat in unterschiedlichen Formen vorliegen, und es ist wichtig, dass Sie ein zweiwertiges Eisenpräparat (Fe2+) wählen, das gut vom Organismus aufgenommen werden kann.

Eisen in Tablettenform können Sie eine halbe Stunde vor dem Frühstück mit viel Wasser und zwei Schluck Orangensaft oder zwei Erdbeeren einnehmen: Das Vitamin C verbessert die Eisenresorption.

Vitamin B12 – nicht nur als Spritze

Der menschliche Körper benötigt Vitamin B12 für den Energiestoffwechsel, zur Bildung von Blutzellen und zum Aufbau der Nervenhüllen. Vitamin B12 kommt nur in tierischen Lebensmitteln wie Fleisch, Fisch, Eiern und Milcherzeugnissen in ausreichenden Mengen zur Sicherstellung der Versorgung unseres Körpers vor. Für die Aufnahme von Vitamin B12 benötigten wir den sogenannten Intrinsic Factor. Diesen bilden die Belegzellen des Magens. Vitamin B12 und der Faktor gehen eine Verbindung ein, die die Resorption von B12 aus dem Darm verbessert.

Zu Anfang haben sich alle bariatrisch Operierten regelmäßig eine Vitamin-B12-Spritze vom ihrem Arzt spritzen lassen. Die Spritze hat mit der Zeit Konkurrenz bekommen. Die meisten bariatrisch-spezifischen Multivitamine enthalten so hoch dosiert Vitamin B12, dass es passiv in ausreichenden Mengen aus dem Darm resorbiert werden kann. Auch Nasensprays und Lutsch- und Kaubonbons mit hochdosierten Vitamin B12 sind neuere Produkte. Hier wird das Vitamin B12 über die Schleimhäute resorbiert. Egal, für welche Variante Sie sich entscheiden, lassen Sie Ihren Vitamin-B12-Status regelmäßig prüfen, um sicherzugehen, dass B12 auch wirklich verarbeitet wird.

Ein Vitamin-B12-Mangel kommt sehr häufig vor, da nicht nur die Aufnahme von Vitamin B12, sondern vor allem die Resorption nach einer Magenverkleinerung deutlich verringert ist. Ein Vitamin-B12-Mangel tritt häufiger bei Personen mit Magenbypass auf als bei Menschen mit Schlauchmagen-OP auf. Viele Patienten hatten auch schon vor der OP einen Vitamin-B12-Mangel.

Multivitamine auch, wenn man drei Mahlzeiten täglich schafft?

Als Faustregel gilt: Menschen mit Schlauchmagen müssen täglich einmal die Menge der DGE-Empfehlungen über Supplemente ergänzen. Menschen mit Magenbypass sollten täglich die doppelte Menge der Empfehlung an Mikrostoffen ergänzen. Ein Multivitaminpräparat müssen Sie ein Leben lang nehmen. Menschen mit Schlauchmagen haben die Wahl. Sie können entweder ein herkömmliches Multivitaminpräparat aus der Apotheke oder dem Drogeriemarkt kaufen oder spezielle Multivitaminsupplemente für bariatrisch Operierte, die übers Internet vertrieben werden. Bei einem Magenbypass sind diese speziell für den verkürzten Darm hergestellten Multivitaminprodukte ein Segen, denn mit wenigen Präparaten lässt sich der Mikronährstoffmangel effektiv verhindern.

Häufig fragen mich Patienten, die ein oder zwei Jahre nach der OP erneut zu mir kommen, ob sie die Vitamine und Mineralstoffe absetzen können. Die Antwort ist: Nein, niemals! Bitte sparen Sie nicht an den Supplementen. Sie haben sich mit der OP für eine lebenslange Einnahme von Vitaminen, Mineralstoffen und Spurenelementen entschieden. Sie sind vermutlich besser versorgt als weniger engmaschig medizinisch betreute Personen. Doch zu Ihrem eigenen Wohl ist eine Supplementierung extrem wichtig, sodass Sie sich körperlich wie auch seelisch gesund fühlen und sind.

Mikronährstoffe: Tagesempfehlung für Erwachsene zwischen 25 und 51 Jahren

VITAMINE/MINERALSTOFFE/SPURENELEMENTE	FRAUEN	MÄNNER
Vitamin A	700 µg (2333 IE)	850 µg (2500 IE)
Vitamin D	20 µg (800 IE)	20 µg (800 IE)
Vitamin E	12 mg	14 mg
Vitamin K	60 µg	70 µg
Vitamin B1	1,0 mg	1,2 mg
Vitamin B2	1,1 mg	1,4 mg
Niacin	12 mg	15 mg
Vitamin B6	1,4 mg	1,6 mg
Folat	300 µg	300 µg
Pantothensäure	5 mg	5 mg
Biotin	40 µg	40 µg
Vitamin B12	4,0 µg	4,0 µg
Vitamin C	95 mg	110 mg
Kalzium	1000 mg	1000 mg
Magnesium	300 mg	350 mg
Eisen	15 mg	10 mg
Jod	200 µg	200 µg
Fluorid	3,1 mg	3,8 mg
Zink	7–10 mg	11–16 mg
Selen	60 µg	70 µg
Kupfer	1,0–1,5 mg	1,0–1,5 mg
Mangan	2,0–5,0 mg	2,0–5,0 mg
Chrom	30–100 µg	30–100 µg
Molybdän	50–100 µg	50–100 µg

Quelle: Deutsche Gesellschaft für Ernährung (DGE)

Auf Ihren Nahrungsergänzungsmitteln ist die übliche Einheiten-Bezeichnung bei Vitamin A und Vitamin D IE (Internationale Einheit). Internationale Einheit (IE) ist eine Maßeinheit, die sich nicht auf das Gewicht, sondern auf die Wirksamkeit bezieht.

Erfahrungstipps meiner Patienten

Denken Sie immer an Ihre Vitaminpräparate?

Alle: Ja!

Peter G.: Ich packe sie in meine Medikamentenbox.

Chloi T.: Ich musste früher Medikamente nehmen, heute Supplemente. Der Tausch ist doch genial. Warum sollte ich das vergessen?

Wie sieht es mit Eisen aus, vertragen Sie das gut?

Claudia A., Yvonne M.: Ja, das ist schon schwieriger als die Multivitamine. Man muss ausprobieren. Einen zufriedenstellenden Tipp kann ich nicht geben.

Richtig essen: Wie, was, wo?

Mahlzeiten planen, planen und noch mal planen

Das A und O ist das Planen von Mahlzeiten. Schreiben Sie sich Einkaufslisten und einen Wochenspeiseplan und befolgen Sie ihn auch. Das Kochen und Zubereiten von schnellen Gerichten (siehe Rezepte ab S. 126) sollte so etwas wie Ihr Hobby werden. Macht es Ihnen Spaß, für sich selbst zu kochen, dann fällt Ihnen die eiweißbetonte Ernährung sehr leicht. Vielleicht finden Sie nicht alle Rezepte in diesem Buch lecker, aber es wird sicherlich auch für Sie etwas dabei sein. Fangen Sie einfach an! Ist der Anfang gemacht, wird es von selbst immer leichter.

Eine gute Essstruktur hilft

Gewöhnen Sie sich feste Mahlzeitenzeiten an. Diese dürfen und müssen mal unterbrochen werden, weil Sie z. B. morgens nüchtern zum Arzt müssen oder einen anderen Tagesablauf haben als sonst. Doch generell gilt: Mit einer zeitlich festgelegten Essstruktur leben Sie langfristig stressfreier und ernähren sich gesünder.

Passend zu Ihren Gewohnheiten und Routinen sollte es morgens ein Frühstück geben. Für den einen ist 6:30 Uhr der richtige Zeitpunkt, für den anderen erst nach 9 Uhr. Eine halbe Stunde früher oder später können Sie trinken. Lassen Sie sich nicht ablenken und nehmen Sie das Essen bewusst wahr. Kauen Sie langsam.

Auch das Mittagessen sollten Sie zu einem festen Zeitfenster mit einer Stunde Schwankung zu sich nehmen. Abends ist eine weitere Mahlzeit nötig. Bis zu einer Körpergröße von 170 cm kommt man, was die Eiweißversorgung betrifft, meist mit drei Mahlzeiten aus. Wenn Sie größer sind, dürfen Sie von Anfang an eher mit vier Mahlzeiten planen.

Übrigens: Auch an stressigen Tagen, an denen Sie glauben, keinen Hunger zu haben, sollten Sie keine Mahlzeit auslassen. Wenn

Sie das Management Ihres Gesundheitsgewichts ernst nehmen, werden Sie in 95 % aller Fälle die Zeit für Ihre Mahlzeit finden.

Sind Honig- oder Marmeladenbrot erlaubt?

Honig-, Marmeladen- und Toastbrot bestehen vor allem aus Kohlenhydraten. Sie können es mit Quark oder Frischkäse um eine Eiweißquelle anreichern. Das ist sinnvoll, um auf die notwendigen Eiweißmengen zu kommen. Zu Anfang ist ein Toastbrot sinnvoll, da es ohne Rinde so schön weich ist und damit im kleinen Restmagen leicht liegt. Doch spätestens ein halbes Jahr nach der OP sind fein gemahlene Vollkornbrote, Haferbrote oder Eiweißbrote die bessere Wahl. Sie machen länger satt und tragen zu einer besseren Nährstoffversorgung bei.

Pikante Mahlzeiten haben Vorteile

Die Sinnesschärfe und damit das Intensitätserleben verändern sich nach einer bariatrischen OP bei vielen Menschen. Somit kann die Geschmacks- und Geruchswahrnehmung einfacher neu konditioniert werden. Verzichten Sie auf sehr süße Mahlzeiten, denn am Anfang herrscht durch die Shakes sehr schnell ein Ungleichgewicht zugunsten von süß vor. Sinnvoll ist es, sich auf pikant zu konzentrieren. Essen Sie von Anfang an neben süßen Shakes auch pikante Suppen mit Eiweißpulver angereichert oder Quark mit frischen Kräutern.

Wenn Sie Routinen beim Essen entwickeln, ist es sinnvoll, standardmäßig Brotmahlzeiten mit herzhaftem Belag zu wählen, das Mittagessen mit pikanten Gerichten zu füllen und den Eiweißpudding oder den Eiweißriegel als etwas Besonderes einzuordnen. Süßes sollten Sie selbst zubereiten, dann haben Sie es selbst in der Hand, weniger zu süßen.

So gelingt das Essen mit der Familie

Natürlich können und sollen Sie am Familienessen teilnehmen. Allerdings sollten Sie ein paar Dinge anders machen als die anderen bzw. anders als früher. Wenn Sie zusammen mit anderen essen, überlegen Sie, wo auf dem Teller für Sie die Eiweißquelle ist. Gibt es z. B. Spaghetti Bolognese, hat das Hackfleisch in puncto Eiweiß die Nase vorn. Essen Sie etwa 10–20 Spaghetti und dazu so viel Bolognese, dass Sie auf 100 g Hackfleisch kommen, dann haben Sie mit dieser Mahlzeit 20 g Eiweiß, an Gemüse immerhin die Tomatensoße und sehr wenig Kohlenhydrate, da Sie wenig Spaghetti essen.

Alternativ könnten Sie sich wenige eiweißhaltige Kichererbsennudeln kochen, um das Eiweiß zu pushen. Das ist sinnvoll, wenn Sie Ihre tägliche Eiweißmenge immer unterbieten. Stehen auf dem Familientisch Fischstäbchen mit Kartoffelbrei und Brokkoligemüse, dann essen Sie z. B. 4 Fischstäbchen, 2–4 Brokkoliröschen und 2–4 EL Kartoffelbrei. Gibt es Hähnchen mit Reis und Salat, essen Sie zuerst das Hähnchenfleisch, dann 4 EL Salat und 5 EL Reis.

Die Ernährungspyramide für die Dauerernährung nach bariatrischer OP

In der Ernährungs- oder auch Lebensmittelpyramide genannten pyramidenförmigen Ernährungsempfehlung sind die Mengenverhältnisse von Lebensmittelgruppen repräsentiert, die für eine gesunde Ernährung empfohlen werden. Im Folgenden finden Sie eine an die Bedürfnisse von bariatrisch operierten Menschen angepasste Darstellung. An der Basis stehen die mengenmäßig zu bevorzugenden, an der Spitze die in geringerer Menge zu verzehrenden Nahrungsmittel.

Ernährungspyramide nach bariatrischer OP

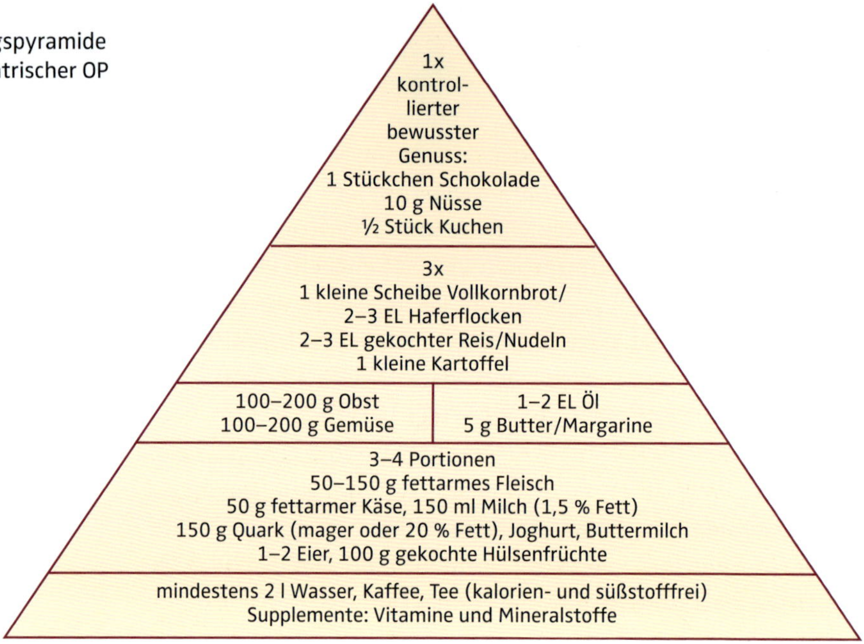

⇨ Erfahrungstipps meiner Patienten

Was sind Ihre Lieblingsgerichte nach der OP?

Claudia A.: Frühlingsquark kann ich jeden Tag essen.

Chloi T.: Quark mit einem Löffel Marmelade oder noch lieber frischen Früchten. Steak und Lammkotelett und 2 EL gebackene Kartoffeln, dazu wieder Quarkdip.

Aaron B.: Ohne meinen eiweißangereicherten Caffè Latte kann der Tag nicht starten.

Peter G.: Hauptsache frisch gekocht. Vor der OP habe ich zu viele Fertiggerichte gegessen. Die esse ich nicht mehr.

Yvonne M.: (lacht): Ihr Linsen-Gemüse-Salat! Zum Glück ist das Rezept auch in diesem Buch. Ich mache ihn zu selten.

Christian S.: Ob das so bleibt, weiß ich noch nicht, aber zurzeit esse ich jeden Mittag eine Packung Harzer Roller, das ist eine magere Eiweißbombe. Ich wusste vorher gar nicht, dass er so gut schmeckt.

Signale von Körper und Psyche verstehen

Ihr Magen ist nun sehr viel kleiner als vorher und hat ein Volumen zwischen 40 und 80 ml. Am Anfang geht nur sehr wenig Essen hinein. Ihr Hunger- und Sättigungszentrum wird neu programmiert. Durch einen veränderten Hormonhaushalt entsteht eine bessere Stoffwechsellage. Durch den kleinen Restmagen ist das Volumen nicht nur kleiner, es fehlt auch an aktiver Magenschleimhaut. Vor der OP hat diese bei leerem Magen das Hormon Ghrelin freigesetzt. Ein hoher Spiegel an Ghrelin regt im Hunger- und Sättigungszentrum des Gehirns den Hunger an. Wird wenig Ghrelin produziert, erhält das Hunger- und Sättigungszentrum das Signal „Magen ist voll“, und man fühlt sich satt.

Das im Dünndarm gebildete Hormon GLP-1 wird nach der OP aktiver und sorgt dafür, dass die Insulinausschüttung nach dem Essen besser funktioniert. Der Zuckerstoffwechsel läuft aktiver und ähnelt wieder dem eines Stoffwechselgesunden. Durch die schnelle Insulinantwort nimmt die Einlagerung von Fett ins Fettgewebe ab, was einen Einfluss auf das Gewicht hat.

Das Sättigungshormon Leptin

Das Sättigungshormon Leptin hat einen bedeutenden Einfluss auf die Regulation des Körpergewichts. Ein hoher Leptinspiegel signalisiert ausreichend Körperfett und damit wenig Hunger. Trotz hohem Leptinspiegel sind stark Übergewichtige nicht satt, da die Meldung vom Hunger- und Sättigungszentrum im Gehirn nicht wahrgenommen wird. Es liegt eine Resistenz gegen Leptin vor, der Botenstoff kann seine Präsenz nicht melden und damit nicht satt machen. Die übergewichtige Person isst, da Hunger vorhanden ist, und nimmt somit auch weiterhin zu. In diesem Fall registriert das Gehirn fälschlicherweise einen Mangel an Energiereserven und reduziert den Grundumsatz. Mit der bariatrischen OP scheint sich die Leptinresistenz zu beheben. Es handelt sich dabei um eine wissenschaftliche Modellvorstellung. Wie das ganz genau zusammenhängt, ist bisher noch nicht erforscht.

Hunger von Appetit unterscheiden!

Auch wenn es bei jedem bariatrisch operierten Menschen zu Veränderung im Hunger- und Sättigungsstoffwechsel kommt, fühlen sich nicht alle langfristig satt. Es ist schwer, zwischen Hunger und Appetit zu unterscheiden.

Häufig essen wir nicht, weil wir hungrig sind, sondern der Appetit meldet sich. Beispiele sind: Das Croissant oder auch die Brezel vom Bäcker muss gekauft und gegessen werden, auch wenn das letzte Essen gar nicht lange zurückliegt. PC-Spiele ohne Gummibärchen gehen gar nicht und der Döner am türkischen Imbiss duftet einfach verführerisch, da kann man doch um die Essenzeit nicht dran vorbeigehen. Natürlich ist Essen lebenswichtig. Aber oft haben wir einfach nur Lust auf etwas, ohne dass unser Magen knurrt. Und wir haben Appetit auf ungesunde Snacks: Sie trösten uns bei Kummer, vertreiben die Langeweile oder bringen schöne Erinnerungen zurück.

Wenn Sie Ihrem Appetit hemmungslos folgen, nehmen Sie schnell zu viele Kalorien auf. Die Folge ist Gewichtsstillstand oder -zunahme. Daher ist es wichtig, Hunger von Appetit zu unterscheiden, um gesunde Ernährung zu einem Teil Ihres Lebens zu machen.

Echte Hungergefühle machen nach der OP kein starkes Magenknurren, aber ein flaues Gefühl in der Magengegend. Doch auch Müdigkeit, Konzentrationsschwäche, Kreislaufprobleme oder Kopfschmerzen können Anzeichen von Hunger oder Appetit sein. Trinken Sie bei diesen Körpersignalen erst einmal ein Glas Wasser. 30 Minuten nach dem Trinken entscheiden Sie mit klarem Kopf, ob aufgrund von Hunger gegessen werden darf.

Unser Körper benötigt regelmäßig Energie in Form von gesunden Lebensmitteln, um die Körperfunktionen aufrechtzuerhalten. Daher sollen Sie Ihren Tag strukturieren: drei bis vier Mahlzeiten am Tag. Hunger sollen Sie mit dem neu gelernten Essverhalten stillen. Sie essen, um gesund satt zu werden. Anders ist es beim Appetit, der uns eher überfällt und wo es dann oft um den Verzehr von „bestimmten“ Lebensmitteln geht. Oft sind das süße Getränke und Süßigkeiten, und nicht selten haben wir es mit einer Suchtproblematik zu tun.

Damit Ihnen die Umstellung leichter fällt, unterstützen Sie das Sättigungsgefühl Ihres Körpers, indem Sie bewusst und langsam essen. Projizieren Sie positive Bilder zu den kleinen Mahlzeiten. Eiweißbetonte Lebensmittel sollten Sie mit Begriffen wie „lecker“, „mein neues Lieblingsessen“, „Schlankmacher“, „Fettverbrenner“ und ähnlichen Begriffen besetzen. Verabschieden Sie sich von Ihren alten Essgewohnheiten und trauern Sie nicht um Ihre Mahlzeiten von vor der OP. Bitte vergessen Sie nicht: Ihr Kopf oder besser Ihr Bewusstsein ist durch die OP nicht zum kalorienbewussten oder kalorienarmen Essen umgeswitcht worden! Wenn Sie erfolgreich und dauerhaft schlank sein und bleiben wollen, müssen Sie sich nun ein Leben lang aktiv und positiv mit einer gesunden Ernährung beschäftigen.

Aus diesem vermeintlichen „Muss“ kann aber Freude werden. In meiner Beratung berichten einige, dass der Körper sich in sechs Wochen bis drei Monaten an die neue Lebensweise gewöhnt hat. Mit jedem Tag, an dem Sie bewusster essen, wird es leichter. Doch bis etwas fest im Unterbewusstsein verankert ist, braucht es sehr lange, und „falsche“ Angewohnheiten sind genauso hartnäckig wie die Etablierung passender Angewohnheiten nach der OP. Seien Sie geduldig mit sich selbst!

Der Kopf muss „schlank“ wollen!

Die Magenverkleinerung ist derzeit die beste Hilfe bei starkem Übergewicht. Und doch ist sie kein Allheilmittel. Sleevemagen oder Magenbypass sind eine gute und hilfreiche Basis, damit Sie

Ihr Gewicht deutlich nach unten korrigieren können. Doch egal, wie viel Sie abnehmen wollen und welches Ihr persönliches Wunschgewicht ist, Sie müssen Ihr Essverhalten dauerhaft ändern. Es muss kalorien- und eiweißbewusst sein und bleiben.

Ein beliebter Fehler ist das Sich-Ausprobieren. Ganz krass gesprochen und alles schon erlebt: Zwei Wochen nach der OP probiert man den Burger aus und natürlich klappt das nicht. Dann zieht man den falschen Schluss und sagt sich, der kleine Magen ist eine natürliche Bremse. Die OP sorgt dafür, dass ich schlank werde und auch bleibe. Ja, kurz nach der OP ist er das. Doch der Magen ist ein Muskel, das heißt, „ungutes" Training mit viel Essen macht ihn auch wieder groß.

Die Psychologie des Essgeschirrs

Es mag albern klingeln, aber lächeln Sie nicht über die Empfehlung, statt der Standardtellergrößen Dessertteller und Kuchengabel zu verwenden. Die Psychologie dahinter ist ganz einfach: Ein kleiner Klecks auf einem kleinen Teller lässt Sie glauben, dass es mehr ist als die gleiche Menge auf einen großen Teller. Wenn Sie mit kleinen Tellern, Kuchengabeln und Teelöffeln essen, werden Sie besser seelisch satt. Das ist wissenschaftlich untersucht. Probieren Sie es aus!

Zum Essen hinsetzen

Gewöhnen Sie sich an, immer im Sitzen zu essen, auch wenn es nur eine Kleinigkeit ist. Nimmt man sich Zeit fürs Essen und setzt sich hin, nimmt man deutlich besser wahr, dass man isst. Dazu gehört auch, das Handy für diese Zeit beiseitezulegen und langsam zu kauen. Das führt nicht nur zu einem kontrollierten Essverhalten, sondern macht Sie auch besser satt. Genießen Sie das wenige Essen in vollen Zügen. Eine Mahlzeit im Stehen ist eine verschenkte Mahlzeit! Ihr Gehirn nimmt sie nicht so deutlich wahr, aber die Kalorien sind im Bauch.

Erfahrungstipps meiner Patienten

Welche Tipps gibt es aus Ihrer Sicht, um langfristig richtig zu essen?

Chloi T.: Planen und regelmäßig essen. Sich sehr gut mit eiweißhaltigen Lebensmitteln auskennen. Und neben dem Essen seinen ganzen Lebensstil ändern: Sport machen und rausgehen. Das Leben wird einfacher, man bekommt für sein Aussehen Komplimente. In einem Satz: „Start in a new life!"

Claudia A.: Ganz ehrlich: Du musst dir eingestehen, dass du falsch isst. Wenn du den Fehler bei den anderen oder in deiner schlechten genetischen Konstellation suchst, wirst du auch nach der OP nicht die Lösung für dein Gewichtsproblem finden. Das ist hart, was ich sage. Aber ich weiß, wovon ich spreche. Am Anfang nimmt jeder ab. Das ist keine Kunst.

Aaron B.: Ich war zuvor schon in einem anderen Adipositaszentrum und bei einer anderen Ernährungsberaterin. Ich kann es mir einfach machen und sagen, das erste Zentrum und die Beraterin waren doof. Doch ganz ehrlich, ich war einfach noch nicht so weit. Ich wollte gar nicht einsehen, dass eine Ernährungsberaterin wichtig für meinen Erfolg vor und nach der OP ist. Der Ernährungsberaterin zu vertrauen und sich ihr anzuvertrauen, ist das Einmaleins zum Erfolg. Sie gibt dir das Werkzeug und du musst es nutzen. Wenn du das nicht verinnerlichst, sind deine Chancen auf dauerhaften Gewichtserfolg klein. Das kann ich dir mitgeben.

Peter G.: Jeder hat mal einen Durchhänger. Kämpfe für dich, die schlechten Phasen gehen wieder weg!

Yvonne M.: Sein Essverhalten ändern wollen – aus eigener Kraft und mithilfe der OP. Zur Selbsthilfegruppe gehen und sich klarmachen, dass es kein Spaziergang ist. Eine Verhaltenstherapie mit Ziel „schlanker, aktiver und gesunder sein" ist eine weitere Option.

Christian S.: Es reicht nicht, nur für die OP zu kämpfen. Der Kampf geht weiter. Das Thema Essen bleibt ein Dauerbrenner. Die OP ist keine „Aus dem Gefängnis frei"-Karte. Deutlicher kann ich es nicht ausdrücken.

Wenn Probleme auftreten

Das Dumping-Syndrom

Das Dumping-Syndrom wird hauptsächlich durch eine falsche Nahrungsaufnahme ausgelöst. Bei einem Magenbypass kommt es häufiger vor als bei einem Sleevemagen. Man unterscheidet das frühe und späte Dumping-Syndrom.

Das frühe Dumping-Syndrom tritt als Reaktion auf eine schnelle Passage von Nährstoffen in den Dünndarm auf. Symptome sind Bauchschmerzen, Durchfall, Darmgeräusche, Blähungen und Übelkeit. Schwitzen, Herzklopfen, ein niedriger Blutdruck und ein Gefühl von Ohnmacht sind weitere Begleiterscheinung.

Das späte Dumping-Syndrom tritt ein bis drei Stunden nach dem Essen auf. Eine schnelle Magenentleerung führt zu einer hohen Glukose-, also Zuckerkonzentration im Darm. Schnell absorbierte Glukose aus dem Darm bewirkt eine Erhöhung des Blutzuckers und eine erhöhte Insulinsekretion sowie einen starken Blutzuckerabfall (Hypoglykämie). Die Symptome sind Schwitzen, Herzklopfen, Zittern, Hunger und Erschöpfung.

Um das Dumping-Syndrom zu verhindern, halten Sie sich bitte an folgende Regeln:

- Vermeiden Sie Zucker in isolierter Form: keine Säfte, Softgetränke, Bonbons, Gummibärchen usw.
- Trennen Sie feste und flüssige Kost, indem Sie 30 Minuten Abstand einhalten.
- Verzichten Sie auf sehr kaltes und sehr warmes Essen. Wählen Sie lauwarme Speisen und Gerichte bei Zimmertemperatur. Das gilt besonders zu Anfang!
- Essen Sie langsam. Kauen Sie gründlich und legen Sie nach jedem Bissen die Gabel nieder. So sorgen Sie für einen ausreichenden Abstand zwischen jedem Bissen.
- Vermeiden Sie Fast Food und sehr süßes Essen wie Eis, Kekse, Kuchen usw.

Verstopfung

Verstopfung tritt häufig nach bariatrischen Operationen auf. Die Stuhlmenge wird deutlich geringer und als Folge kommt es zu einer Verlangsamung des Stuhlgangs. Nicht selten kommt es zu einer unvollständigen Entleerung des Stuhls und zu schmerzhaftem Stuhlgang.

Ursachen für Verstopfung, die in den ersten Wochen nach der Operation auftreten können, können vielfältig sein:

- gewollte unzureichende Ballaststoffzufuhr
- gewollte verringerte Mahlzeitenmenge
- unzureichende Flüssigkeitsaufnahme (weniger als 2 l)
- Verwendung bestimmter Medikamente nach der Operation
- Kalzium- und insbesondere Eisenergänzung
- Bewegungsmangel

Da Sie ja zu Anfang nicht ballaststoffreich essen sollten, sind Leinsamen und Flohsamen nicht das Produkt der ersten Wahl. Milchzucker (Laktose) wirkt stuhllockernd. Lactulose und Movicol sind sanfte Abführmittel, die Sie nach Rücksprache mit Ihrem Arzt einnehmen könnten.

Erstmals auftretende Laktoseunverträglichkeit

Ab und zu tritt nach der OP eine Laktoseunverträglichkeit auf, von der man vorher nichts gemerkt hat, da Milchprodukte nur einen kleinen Bestandteil der Ernährung ausgemacht haben. In diesem Fall sollten Sie Ihre Ernährung auf laktosefreie Milchprodukte umstellen.

Es gibt nicht nur laktosefreie Milch, sondern in jedem gut sortierten Supermarkt können Sie vom laktosefreien Quark bis hin zum Frischkäse alles finden. Käse, der weniger als 0,1 g Kohlenhydrate bzw. Zucker pro 100 g hat, gilt per Lebensmittelrecht als laktosefrei. Das bedeutet, ein Käse, der nicht als laktosefrei beworben wird, kann es trotzdem sein, wenn Sie in den Nährwertangaben lesen, dass nur 0,1 g Kohlenhydrate oder Zucker darin erhalten sind.

Nierenversagen und Nierensteine

Auch wenn Sie keinen Durst haben: Das Trinken ist jetzt wichtiger denn je. Durch den Verlust von Körpergewicht entstehen Stoffe wie Harnsäure, die über die Niere ausgeschwemmt werden müssen. Der Urin kann nur eine begrenzte Konzentration von Abbau- und Schadstoffprodukten aufnehmen, daher ist eine Trinkmenge von 2 l und mehr von Anfang an das Ziel. Bereits eine Woche nach der OP ist das machbar!

Zimmerwarmes Wasser und lauwarme Tees vertragen die meisten Menschen am besten. Übrigens: Ein höheres Risiko für Nierensteine besteht bei einem Magenbypass. Der Urin verändert sich zugunsten hoher Oxalsäurewerte und zulasten eines niedrigen Citratgehalts. Dieser Zustand erhöht die Entstehung von Kalziumoxalatsteinen deutlich, die zur Bildung von Nierensteinen führen. Um das zu vermeiden, ist trinken, trinken und noch mal trinken hier die Lösung!

Gallensteine

Starkes Übergewicht an sich und schnelles Abnehmen wie nach einer Magenverkleinerung erhöhen das Risiko für Gallensteine. Durch lange gewollte Nüchternzeiten und eine gewollt kalorienarme sowie fettbewusste Ernährung kommt es zu einer Übersättigung der Galle. Das heißt, es werden ständig Bestandteile wie Cholesterin, die Vorstufe von Gallensalzen, von der Leber in die Galle abgeben, ohne dass die Gallenblase sie in den Dünndarm weiterleiten kann. Das fördert die Steinbildung in der Galle.

Ihre Ernährung sollte daher nicht komplett fettfrei sein, denn Fett im Essen löst eine Abgabe von Gallenflüssigkeit aus, die die Steinbildung verhindert. Mein Tipp: Es reicht, wenn Sie Ihren Eiweißshake mit fettarmer Milch (1,5 %) anstelle von Wasser anrühren. Mit einem gewissen Abstand zur OP ist es sinnvoll, zur Versorgung mit Omega-3-Fettsäuren jeden Morgen 1 TL Leinöl unter den Quark oder das Müsli zu rühren. Das sind 45 kcal mehr am Tag!

Schluckstörungen und Reflux

Es ist leider so: Zu den möglichen Schwierigkeiten nach der OP zählen Reflux sowie Schluckstörungen und Bewegungsstörungen des Magen-Darm-Traktes. In diesem Fall sollten Sie die Mahlzeiten wirklich kleinhalten und sehr gut kauen. Essen Sie konsequent im Sitzen und machen Sie nach dem Essen einen kleinen Spaziergang oder wenigstens ein paar Schritte innerhalb der Wohnung oder des Büros. Setzen Sie sich auf keinen Fall aufs gemütliche Sofa.

Nach einer Magen-OP gelten dieselben Regeln wie bei allen Refluxpatienten. Sicherlich haben Sie durch die Verkleinerung einen wesentlich höheren Leidensdruck, da das ständige Sich-Übergeben sehr erschöpfend für Sie ist. Doch mit Ihrer Ernährung können Sie Einfluss auf das Refluxgeschehen ausüben, auch wenn das eine langwierige Sache ist, die nicht an einem Tag erledigt ist. Wenn Sie sich über vier bis sechs Wochen an die folgenden Regeln halten, sollte der Reflux zurückgehen. Dieses Verhalten sollte – auch wenn Sie hören sollten, dass andere Operierte damit überhaupt keine Schwierigkeiten hatten – selbstverständlich für Sie sein:

- Alkoholische Getränke sind tabu – dazu zählt auch der beliebte Verdauungsschnaps oder das kleine Glas Sekt.
- Rauchen ist ein No-go.
- Lassen Sie Zitrusfrüchte, scharfes Essen, Nussnougatcreme aufs Brot, Süßigkeiten bitte wirklich weg.
- Kaffee und kohlensäurehaltige Getränke wie Mineralwasser mit Kohlensäure, Cola und Limo sind bei Reflux eine sehr schlechte Wahl, auf die Sie unbedingt verzichten sollten.
- Essen Sie nicht zu fett, das heißt, keine Bratwurst, Fleischkäse, überbackenen Käse oder dergleichen.

- Scharfes Essen, wie Curry, viel gesunder Ingwer oder auch Knoblauch sowie Ajvar sind nur einige Beispiele, die bei Reflux nicht zu empfehlen sind. Lassen Sie diese und andere scharfe Lebensmittel konsequent bitte zwei Wochen am Stück weg. Die Chance ist groß, dass das Weglassen hilft.

Lebensmittelunverträglichkeiten

Es gibt nicht nur die Laktoseunverträglichkeit, die nach der OP auftreten kann. Sie können auch auf andere Lebensmittel mit einer Unverträglichkeit reagieren. Wenn Sie z. B. merken, dass Sie immer nach Tomate aufstoßen müssen, dann sollten Sie beobachten, ob das nur nach roher Tomate auftritt oder in einer bestimmten Kombination. Je nachdem müssen Sie vielleicht nur rohe Tomaten und Tomatensuppe weglassen, aber ein wenig Tomatenmark in den Quark oder etwas Tomate in einer Hackfleischsoße gehen wunderbar.

Bitte probieren Sie Lebensmittel, die nach der OP zunächst nicht gehen, auch später mal wieder aus. Viele Menschen probieren z. B. Pute oder Hähnchenfleisch zu wenig gekaut und zu früh für ihren Magen-Darm-Trakt aus. Nach ein paar Wochen jedoch geht es vielleicht schon viel besser mit der Verträglichkeit von Fleisch.

Welche Lebensmittel Beschwerden auslösen können

LEBENSMITTEL	SCHWIERIGKEIT	LÖSUNG
Toast, Banane	sind weich und werden unzureichend gekaut	in Stücke schneiden und gut kauen
Weiß-, Roggenbrot, frisches Brot im Allgemeinen	können „gären"	lagern und erst einen Tag später essen
Spargel, grüne Bohnen, Rotkohl, Sauerkraut, Spinat, Salat	haben eine faserige Struktur, Kauen ist ungewohnt, große Stücke lassen sich schlucken	in kleine Stücke bzw. feine Streifen schneiden und gut kauen
gebratenes Hähnchen und Putenfleisch Krustentiere (z. B. Garnelen)	haben eine sehr feste Struktur	in kleine Stücke schneiden und sehr gut kauen
Rindfleisch, Damwild und geräucherter Schinken	haben eine faserige bzw. zähe Struktur	in kleine Stücke schneiden und sehr gut kauen
Reis, Bulgur, Hirse	Kauen ist ungewohnt, da die Konsistenz weich ist und die Körner klein sind	mit dem Teelöffel oder der Kuchengabel essen und das Kauen nicht vergessen
kohlensäurehaltige Getränke	lösen Aufstoßen bis starken Reflux aus	auf Kohlensäure verzichten

Das Gewicht steht still – was tun?

Ich verstehe es sehr gut, wenn Sie besorgt sind, dass ein Gewichtsstillstand das Ende der Gewichtsabnahme sein könnte. Machen Sie sich klar: Der menschliche Körper ist keine Maschine. Ihre Kalorienreduktion wird nicht immer direkt mit einer Gewichtsabnahme belohnt.

In der Regel reicht es, wenn Sie sich einmal in der Woche wiegen. Wenn Ihr Gewicht tendenziell nach unten geht, kann es auch mal eine Woche geben, wo sich nichts tut oder die Waage sogar ein halbes Kilo mehr anzeigt. Die Ursachen dafür können unterschiedlich sein, etwa eine Wassereinlagerung z. B. durch Alkoholkonsum, zu wenig trinken oder hohen Salzkonsum. Andere Ursachen können der Menstruationszyklus oder Wassereinlagerungen in Folge einer Herz- oder Nierenerkrankung sein.

Wenn Sie denken, dass Sie alles richtig machen, aber Ihr Gewicht stillsteht, sollten Sie Geduld haben. Bevor Sie jedoch verzweifeln, zögern Sie nicht, eine professionelle Ernährungsberaterin aufzusuchen, die gemeinsam mit Ihnen alles abklopft, was in puncto Gewichtsreduktion machbar ist. Warten Sie nicht zu lange. Machen Sie aus der Krise eine Chance und holen Sie sich professionelle Hilfe. Sie sind für sich selbst verantwortlich, daher ist Handeln immer besser, als das Problem zu ignorieren. Und, ganz wichtig, noch eines: Nichts bis ganz wenig essen, ist bei Gewichtsstillstand eine naheliegende Entscheidung, aber bestimmt nicht die richtige.

Erfahrungstipps meiner Patienten

Hatten Sie Probleme nach der OP?

Alle: Es hat ein bisschen mehr als gezwickt, man ist operiert worden, das ist dann so. Die Schmerzen nach der OP vergisst man.

Christian S.: Bis auf Verstopfung, die ich jetzt manchmal noch habe, ging alles gut.

Yvonne M.: Mir war oft schwindlig, weil ich nicht genug getrunken habe. Vielleicht sollte man das noch ansprechen. Es ist normal, dass die Stuhlmenge weniger wird und man weniger auf die Toilette muss. Das hatte mich am Anfang verunsichert.

Aaron B.: Anfangs war es wahnsinnig schwer, auf die nötige Trinkmenge zu kommen. Das hat mir zugesetzt, heute schaffe ich aber locker drei Liter Wasser am Tag.

Claudia A.: Es war am Anfang ganz komisch, dass mich schon ein Esslöffel satt gemacht hat. Aber das wird dann schnell mehr. Die Bremse spüre ich aber schon noch in meinem Magen.

Chloi T.: Die Schmerzen waren schnell vergessen, aber ich habe lange gebraucht, bis ich die Mengen richtig einschätzen konnte. Und wenn es zu viel war, dann kam es auf dem gleichen Weg zurück. Wichtig ist vielleicht der Hinweis, wirklich nur kleine Mengen zu essen. Denn wenn du dich übergibst, entwickelt sich eine Ablehnung gegenüber eiweißreichen Lebensmitteln, und das ist nicht gut.

Besondere Situationen

Außer-Haus-Essen

Zunächst einmal: Es ist erlaubt, Sie müssen sich Restaurantbesuche nicht verkneifen, wichtig ist wie immer der Umgang mit der Situation. Hier möchte ich verschiedene Methoden wiedergeben. Viele Menschen suchen eine gewisse Zeit nach der OP ihre alten Lieblingsrestaurants wieder auf. Es gibt Menschen, die es schaffen, mit Freunden und Familie zu den bekannten Fast-Food-Ketten zu gehen und fünf bis zehn Pommes frites und einen Basis-Burger zu essen. Andere wiederum gehen dort überhaupt nicht hin, weil sie diese Orte als zu belastend empfinden.

Auch das Thema „All you can eat" wird unterschiedlich wahrgenommen. Die einen sagen, dass sie sich dort die Eiweißquellen vom Buffet picken und im Umfeld niemand merkt, dass sie nur sehr wenig essen. Andere ärgern sich über das Geld, das sie ausgeben, im Verhältnis zu dem wenigen Essen, das sie nun dafür bekommen. Wieder andere gehen in alle möglichen Restaurants vom Thai-Restaurant bis zum Italiener, mit der Strategie, nur eiweißbetonte Vorspeisen zu essen. Bei Paaren ist es oft üblich, dass nur ein Gericht und ein Piratenteller bestellt werden.

Dies ist nur eine Auswahl an Möglichkeiten für das Außer-Haus-Essen, alle davon sind vollkommen in Ordnung. Eins ist wichtig, Sie müssen natürlich nicht außer Haus essen gehen, aber Sie sollten ein soziales Leben haben, rausgehen und vor dem Essen und Trinken außer Haus keine Angst haben.

Weihnachtsfeier, Firmenausflüge, Familienfeiern

Die meisten Feste haben immer auch etwas mit Essen zu tun. Die einen gehen ganz offen mit dem Thema Magenverkleinerung um, andere möchten sich in dieser privaten Angelegenheit nicht mitteilen. Gehen Sie hin und meistern Sie die Situation, Sie können das, egal wie Sie dazu stehen. Übergewichtige werden stark stigmatisiert, auch zu bariatrischen Operationen haben viele Menschen eine sehr einseitige und für Sie oft nicht hilfreiche Meinung. Warum sich also anhören, was andere dazu meinen, wo Sie es letztendlich selbst in der Hand haben, ob und wie Sie das Thema zur Sprache bringen.

Ich denke, Sie müssen nicht Ihr eigenes Essen bei solchen Festen mitbringen. Bei Feiern und Buffets finden Sie immer etwas, was Sie essen können. Vielleicht essen Sie an diesen Tag nicht nach Bilderbuch, das ist als Ausnahme aber kein Problem. Vielleicht haben Sie Angst, dass alle auf ihren sehr übersichtlichen Teller starren. Lächeln Sie einfach und greifen Sie bei Fragen auf Notlügen zurück, wenn Sie sich nicht weiter äußern möchten – das ist Ihr gutes Recht.

Eine Antwort könnte sein: „Oh, ich habe eine leichte Magenverstimmung, aber ich wollte doch gern dabei sein.“ Ob das nun geglaubt wird oder nicht, ist ganz egal. Bitte haben Sie kein schlechtes Gewissen bei Ihren Notlügen, denn das Thema geht andere gar nichts an – Sie fragen doch auch niemanden, warum er so viel Fleisch oder so wenig Kartoffelsalat auf den Teller hat, oder?

Mit wem spricht man über die Magenverkleinerung?

Das ist eine sehr gute Frage. Hier gilt nach meiner Erfahrung: Reden ist Silber, Schweigen ist Gold. Natürlich sollten Sie Ihre engsten Vertrauten von der OP wissen lassen. Ehrlich gemeinte Unterstützung von außen ist immer gut und in schwierigen Phasen Gold wert. Neben dem Ehepartner und der Familie kann es etwa die beste Freundin sein. Doch nicht jede Freundin, Nachbarn und Arbeitskollegen sind empathisch, wenn es um Ihr Gewicht und eine Magenverkleinerung geht.

Überlegen Sie genau, wem Sie wann von Ihrer OP erzählen möchten. Bariatrisch operierte Menschen kommen vom Regen in die Traufe, wenn es um Stigmatisierung geht. Zuerst sind sie den Vorurteilen „dick gleich dumm“, „dick gleich faul“ oder „dick gleich selbst schuld“ ausgesetzt. Viele Menschen verknüpfen fettleibige Menschen mit negativen Stereotypen und bewerten sie deutlich schlechter als normalgewichtige Mitbürger. Zu diesem Ergebnis kommt ein Forscherteam des Integrierten Forschungs- und Behandlungszentrums (IFB) Adipositaserkrankungen in Leipzig in einer bundesweiten, repräsentativen Studie.

Leider haben Übergewichtige keine Lobby. Die Gruppe der stark Übergewichtigen ist mit schätzungsweise 5 % der Bevölkerung nicht klein und doch findet die Stigmatisierung und Diskriminierung dieser Menschen wenig mediales oder gesellschaftliches Gehör. Die bariatrischen OPs werden gesellschaftlich nicht als medizinisch durchdachter Prozess zur Heilung einer Krankheit gesehen, sondern als schnelle und einfache Lösung für „faule“ Übergewichtige. Schade – wo wir sonst so viel über Respekt reden, fehlt er für diese schwer kranken Menschen vielerorts.

Erfahrungstipps meiner Patienten

Wie halten Sie es, wenn Sie außer Haus essen?

Peter G.: Ich gehe nie außer Haus essen, das erlaubt mir mein Geldbeutel nicht.

Chloi T.: Ich bestelle Vorspeisen oder ein Steak oder auch mal ein Dessert. Was ich nicht esse, isst mein Mann auf oder wir nehmen es mit.

Aaron B.: Das war mir am Anfang peinlich. Ich bestelle eine ganz normale Portion und lasse dann mehr als die Hälfte stehen. Das finde ich besser, als kleine Portionen zu bestellen. Mir ist es peinlich, nur eine Vorspeise zu bestellen – daran muss ich wohl noch arbeiten.

Claudia A.: Mit kleinen Kindern geht man nicht richtig essen. Wenn es dann mal außer Haus etwas zu essen gibt, ist es typisches Kinderessen. Ich esse meinen Kindern ein paar Pommes weg und dann ist gut. Ich bin aber auch früher nicht viel außer Haus essen gewesen. Ich vermisse nichts.

Wem haben Sie von Ihrer bariatrischen OP erzählt?

Aaron B.: Ich bin damit offen umgegangen. Es war interessant: Freunde ohne Gewichtsprobleme haben mich durchgehend bestärkt, und Freunde, die ähnliche Gewichtsprobleme hatten, haben abgeraten und reden auch heute noch davon, dass es ein Fehler von mir gewesen sei. Ich wäre nicht mehr der Alte. Aber mich stört das nicht.

Christian S.: Mit meiner Familie habe ich darüber gesprochen. Ich habe keine Probleme, es anderen zu erzählen, aber das muss dann auch passen. Also, es sollte nicht zwischen Tür und Angel passieren.

Chloi T.: Nicht alle finden eine Magenverkleinerung eine gute Option für Adipöse. Man muss aufpassen, wem man das sagt. Ich habe es zuerst nur meiner Familie und dann Freunden erzählt und ich würde nicht mit jedem darüber reden wollen.

Sind Sie von Menschen enttäuscht worden, die sich über Ihr Vorhaben der Magenverkleinerung abfällig unterhalten haben?

Peter G.: Nein, bei mir waren alle froh, dass ich es geschafft habe.

Yvonne M.: Ehrlich gesagt, darüber möchte ich nicht reden. Daran habe ich noch zu knabbern.

Häufige Fragen in der Ernährungsberatung

Was ist die richtige Energiemenge?

Sie haben nach einer Magenverkleinerung einen anderen Energiebedarf als vorher. Wer sein Essen tracken will, sollte den Energiebedarf bei 1200–1800 kcal einstellen. Damit machen viele Menschen nach der OP gute Erfahrungen. Natürlich kann ein großer Mann, der sehr viel Sport macht, seinen Bedarf auch auf 2200 kcal einstellen.

Eine andere Frage ist, welches Gewicht Sie anstreben. Wenn Sie mit einem Gewicht von mehr als 100 kg glücklich sind, dann werden Sie vermutlich über meinem empfohlenen Wert liegen. Das ist nicht tragisch, solange Sie damit zufrieden sind – und das ist alles, was zählt.

Den Jo-Jo-Effekt vermeiden

Wenn Sie Ihre Ernährungsberatung richtig verstanden haben, dann wissen Sie, dass Sie keine Diät machen, sondern Ihren Lebensstil verändert haben. Damit ist der Jo-Jo-Effekt im engeren Sinne nicht möglich. Nach einer Magenverkleinerung treten häufig Gewichtsschwankungen auf, aber wenn es nur aufwärts geht, dann liegt das sehr häufig an einem Zurückfallen in alte Ess- und Verhaltensmuster.

Menschen, die mit diesem Problem zu mir in die Beratung kommen, sagen sehr häufig, dass sie genau wissen, was sie tun müssen, aber es nicht schaffen. Sie nutzen mich als Motivator oder höhere Instanz und schämen sich häufig dabei. Nichts ist unsinniger, wenn Sie sich folgenden Vergleich vor Augen führen: Unzählige Menschen gehen regelmäßig zu ihrem Fitnesscoach oder ihrer Yogalehrerin, um zum wiederholten Male bei Sit-ups oder beim Sonnengruß Unterstützung zu erhalten. Sie schämen sich nicht.

Warum also sollten ausgerechnet Sie sich schämen? Tun Sie Ihre Gewichtsschwankungen nicht mit dem Jo-Jo-Effekt ab, sondern verändern Sie Ihr Ess- und Verhaltensmuster mithilfe dieses Buches oder mit einer Ernährungsberaterin. Wenn Sie durchhalten, werden Sie letztendlich nicht nur schlanker, sondern auch glücklicher.

Kann ich nach der OP noch Fleisch essen?

Ein Großteil der Patienten macht sich schon vor der OP Sorgen, dass danach kein Fleisch mehr gegessen werden kann. Das ist differenzierter zu betrachten. Ein großes Rumpsteak von 300 g sollten Sie sich als Gericht nach der OP aus dem Kopf schlagen. Das geht bei einem kleinen Restmagen definitiv nicht. Kleine Mengen Fleisch von 100 g müssen gut gekaut werden und können von den meisten problemlos nach einem halben bis einem Jahr gegessen werden. Um dem Restmagen den Konsum von Fleisch leicht zu machen, könnten Sie anfangs Bratenaufschnitt in Streifen oder in hauchdünne Scheiben essen. Die Tierart ist egal, auch wenn Hähnchen und Pute für den Anfang häufig empfohlen werden.

Was tun bei erhöhten Harnsäure- und Harnstoffwerten?

Wenn Sie innerhalb eines halben Jahres 50 kg Körpergewicht und mehr verlieren, ist das nicht nur Fett. Auch die Abbauprodukte Harnstoff vom körpereigenen Eiweiß oder Harnsäure von Purinen fallen vermehrt an. Um diese Abbauprodukte loszuwerden, ist es besonders wichtig, dass Sie ausreichend trinken, um Ihre Werte zu normalisieren. Werden diese nicht ausgeschwemmt, besteht die Gefahr von Harnsteinen. Mehr dazu finden Sie auf S. 60.

Sich etwas Gutes tun: Sport und Bewegung

Sechs Wochen nach der OP sollte es mit dem Sport losgehen. Zuvor dürfen Sie schon viel spazieren gehen und einfache Übungen durchführen, die nicht unter „schweres Heben“ fallen.

Wenn die Pfunde purzeln, entstehen bei vielen Menschen Glücksgefühle und die Lust, das Leben aktiver zu gestalten. Nutzen Sie dieses Fenster und fangen Sie mit einer Sport- oder Bewegungsart an, die Ihnen gefällt. Wählen Sie nicht einfach eine, die am meisten Kalorien verbrennt, denn langfristig machen wir alles nur dann, wenn es uns Spaß macht. Das gilt für Bewegung genauso wie für die Ernährung.

Einige der Menschen, die ich betreue, machen gar keinen Sport, dafür gehen sie jeden Tag 10.000 Schritte. Bei Wind und Wetter gehen sie raus und machen ihre Besorgungen zu Fuß. Andere gehen dreimal die Woche ins Fitnessstudio oder steigen zu Hause aufs Ergometer. Es gibt weder bei der Ernährung noch beim Sport den einen Weg. Machen Sie sich frei von negativen Denkmustern wie „Das kann ich nicht“. Auch Sie finden Ihren Weg, wenn Sie sich auf die Suche machen. Los geht's!

Was darf ich essen, was nicht?

Welche Lebensmittel jetzt für Sie gut sind, haben wir mehrfach besprochen. Mit der folgenden Tabelle erhalten Sie einen Gesamtüberblick über die Nahrungsmittel, die Sie besser vermeiden sollten, wie über die, die Ihnen guttun. Beachten Sie besonders auch die Mengenempfehlungen!

Erfahrungstipps meiner Patienten

Machen Sie Sport und wenn ja, welchen?

Peter G.: Also, ich spiele Darts (lacht), aber ich mache alle Einkäufe, Botengänge, Arztbesuche zu Fuß. Das Wohngebiet ist hügelig. Ich gehe jeden Tag viele Treppen. 15.000 Schritte sind mein tägliches Pensum.

Aaron B.: Ich arbeite körperlich – wirklich schwere Arbeit. Sie fällt mir so viel leichter, und abends gehe ich mit meinen Kumpeln zwei- bis dreimal die Woche ins Fitnessstudio. Ich wusste wirklich nicht, dass Sport Spaß machen kann. Ich war als Kind beim Fußball immer der Letzte und entsprechend frustriert. Unglaublich, jetzt ist alles so leicht! Ich kann mit meinen Kindern herumtollen – das ist so schön.

Chloi T.: Ich mache fünfmal die Woche Sport und jeden Tag etwas anderes. Das ist für mich so wichtig wie Atmen.

Yvonne M., Claudia A.: Sport wäre schon gut, aber im Moment bekomme ich es in meinen Alltag nicht integriert.

Leiden Sie unter Gewichtsschwankungen und was tun Sie dagegen?

Peter G.: Nein, nicht wirklich, aber ich hatte eine falsche Vorstellung von einem stabilen Gewicht. Ich hatte mich nach der OP auf unter 90 kg runtergeschafft, weil ich damit laut BMI Normalgewicht hatte. Doch damit ging es mir nicht gut. Mein Ziel und Wohlfühlgewicht sind heute 100 kg und wenn ich schludere – was menschlich ist –, dann habe ich auch mal 105 kg. Wird diese Schallmauer überschritten, dann achte ich wieder mehr aufs Essen.

Yvonne M: Ich musste lernen, dass mein Gewicht nicht jeden Tag gleich ist. Ich habe mir einen Rahmen gesetzt. Mein Wohlfühlgewicht darf um nicht mehr als drei Kilo überschritten werden, dann muss ich etwas tun. Ich wiege mich dafür weiterhin wöchentlich.

Claudia A.: Bis vor der Schwangerschaft und während der Schwangerschaft war ich mit meinem Gewicht zufrieden. Jetzt, ein Jahr nach der Geburt meines Sohnes, zeigt mir die Waage zu viel an. Ich müsste etwas tun, aber ich habe viele Ausreden, warum ich nichts tun kann. Ich bin in einem Loch und ich muss da raus. Ich spüre die Bremse im Magen und esse weniger als früher, aber ich esse falsch und daher ist mein Gewicht so. Das ist die knallharte Wahrheit.

Sind Sie heute glücklicher als vor der OP?

Yvonne M.: Oh, ja! Viel glücklicher!

Claudia A.: Ja, klar. Ohne die OP und den enormen Gewichtsverlust hätte ich mir nicht zugetraut, ein zweites Mal schwanger zu werden.

Aaron B.: Die OP hat mir ein neues Leben geschenkt. Ich kann mit meinen beiden Jungs Fußball spielen. Ich bin so beweglich wie noch nie in meinem Leben zuvor.

Christian S.: Bei der ersten OP, dem Sleevemagen, hat man mich nach Hause geschickt und ich war allein und habe gegessen. Erst wenig, dann mehr. Und nach ein paar Jahren sah ich so aus wie vorher. Jetzt musste ich vorher und nachher zur Ernährungsberatung und ich hoffe, dass ich wirklich für den Rest meines Lebens kapiert habe, dass es ohne Ernährungsumstellung nicht geht. Meine zweite OP ist noch nicht so lange her, aber ich weiß, dass ich auf einem sehr guten Weg bin, und ich weiß auch, dass ich wieder zur selben Ernährungsberaterin ohne Scham gehen kann.

Chloi T.: Ja, ich habe das Gewicht wie vor meinen Schwangerschaften, also vor 25 Jahren. Ich fühle mich mit meinem neuen-alten Gewicht so wunderbar. Ich bin so dankbar, dass mein Adipositaszentrum nach der ersten Ablehnung Widerspruch für mich eingelegt hat.

Peter G.: Ohne die OP wäre ich schon längst tot und hätte meine fünf Enkel nie kennengelernt.

Lebensmittel im Überblick

	EMPFEHLENSWERT	NICHT EMPFEHLENSWERT
Getränke (ca. 2,5–3 Liter/ Tag)	Leitungswasser, Kräuter- oder Früchtetees, Mineralwasser, stark verdünnte Schorle als Abwechslung, schwarzer Tee, Bohnenkaffee	Fruchtsaft pur, Softdrinks, Kakao, Alkohol
Eier (max. 3–5 pro Woche) **Milch und Milchprodukte, Käse** (täglich)	Eier, fettarme Milch (1,5 % Fett), Buttermilch, Speisequark (bis 20 % Fett), Naturjoghurt (1,5 % Fett), Käse (bis 48 % Fett i. Tr.): Schnittkäse, Weichkäse, Feta, Mozzarella; besonders mager: Harzer Roller, körniger Frischkäse	Sahne, Schmand und Crème fraîche, Pudding, Milchreis, Fruchtjoghurt, Fruchtquark, Kakaozubereitungen, Fruchtbuttermilch
Fisch und Meeresfrüchte (1–2 x pro Woche, je ca. 100 g)	Lachs, Hering, Makrele, Sardinen, Sardellen, Rotbarsch, Kabeljau, Scholle, Seezunge, Steinbutt, Thunfisch, Tintenfisch, Garnelen, Hummer, Krabben, Shrimps	Fisch in Mayonnaise oder Sahne eingelegt, panierter Fisch

▶▶

	EMPFEHLENSWERT	NICHT EMPFEHLENSWERT
Fleisch und Wurstwaren (max. 2 x pro Woche, je ca. 120–150 g)	Hähnchen- und Putenbrust, Schweinefilet und -schnitzel (natur), Rindersteak, magerer Aufschnitt: Corned Beef, Putenbrustaufschnitt, Schinken ohne Fettrand	Generell paniertes Fleisch sowie Grillfleisch vom Schwein, Leberwurst, Weißwurst, Salami, Mortadella, Fleischwurst, Wienerle, Bratwurst, Blutwurst, Fleischkäse usw.
Gemüse (2 kleine Portionen/Tag)	Aubergine, Fenchel, Paprika, Gurke, Kürbis, Tomate, Radieschen, Spargel, Zucchini, Pilze, Brokkoli, Blumenkohl, Salat usw.	Rotkohl im Glas
Obst (2 kleine Portionen/Tag)	Äpfel, Aprikosen, Birnen, Clementinen, Erdbeeren, Grapefruits, Heidelbeeren, Himbeeren, Johannisbeeren, Nektarinen, Papayas, Pflaumen, Pfirsiche, Kirschen, Wassermelone, Zwetschgen usw.	gezuckerte Obstkonserven, Trockenobst und Obstmus
Hülsenfrüchte (2 x pro Woche)	Erbsen, Kichererbsen, Bohnen, Linsen, Tofu und Sojagranulat	–

	EMPFEHLENSWERT	NICHT EMPFEHLENSWERT
Nüsse und Samen (3 x pro Woche, je ca. 20 g)	Chia-, Lein- und Flohsamen; Sonnenblumenkerne, Mandeln, Cashews, Erdnüsse, Haselnüsse, Macadamia, Pekannüsse, Walnüsse	generell gesalzene Nüsse
Fette und Öle (2–3 TL pro Tag)	Olivenöl, Rapsöl, Walnussöl, Leinöl, Butter oder Margarine	Schweine- und Gänseschmalz, Butterschmalz, Palmfett, Mayonnaise, Sonnenblumenöl, Distelöl
Brot und Backwaren, Beilagen (in kleinen Mengen)	Eiweiß-/Vollkornbrot, insbesondere aus Dinkel, Roggen und Hafer, Haferflocken, Müsli ohne Zucker/Trockenobst und Schokolade, Vollkornnudeln, Vollkornreis, Salzkartoffeln, Pellkartoffeln, selbst gemachter Kartoffelbrei	Weißbrot, Toastbrot, Zwieback, Weizen- und Milchbrötchen, Croissant, Pommes, Kroketten, Kartoffelpuffer, Fertiggerichte, Fast Food
Snacks und Knabberkram	20 g Ihrer Lieblingssüßigkeit täglich kann auch z. B. 100 g Eiweißpudding oder ein süßer Eiweißshake sein	Süßigkeiten, süße Backwaren, süße Milchprodukte, Eiscreme, Chips, Salzgebäck

Tagesessenspläne

Essen direkt nach der OP

Die wichtigsten Regeln:

- Hören Sie sofort auf zu essen, wenn Sie ein Sättigungsgefühl verspüren.
- Trinken Sie ausreichend!

UHRZEIT	LEBENSMITTEL/GETRÄNKE
7:00–8:00	100–150 ml Wasser ohne Kohlensäure
8:00–9:00	100–150 ml Kräutertee, z. B. Fenchel, Anis, Kümmel, Salbei oder Kamille
9:30–10:00	**Frühstück (Eiweißgehalt: ca. 15 g):** 100 g Naturjoghurt (1,5 % Fett) oder 100 g Magerquark + 1–2 EL passiertes Fruchtmus oder 1 EL Eiweißpulver, mit etwa 100–150 ml Milch (1,5 % Fett) oder Wasser auf flüssige Konsistenz gestreckt
10:30–11:30	100–150 ml Wasser ohne Kohlensäure, ungesüßter Tee, Bohnenkaffee, Malzkaffee mit wenig Milch (1,5 % Fett)
11:30–12:30	100–150 ml Wasser ohne Kohlensäure, ungesüßter Tee
13:00–13:30	**Mittagessen (Eiweißgehalt: ca. 10 g):** 100–150 ml passierte Suppen, z. B. Möhren- oder Zucchinicremesuppe und 1 EL eingerührtes Eiweißpulver
14:00–15:30	100–150 ml Wasser ohne Kohlensäure, ungesüßter Tee
15:30–16:30	100–150 ml Wasser ohne Kohlensäure, ungesüßter Tee

UHRZEIT	LEBENSMITTEL/GETRÄNKE
17:00–17:30	**Abendessen (Eiweißgehalt: ca. 10 bis 15 g):** 100 ml Joghurt, Buttermilch, Kefir oder Milch (1,5 % Fett) + 1 EL passiertem Fruchtmus und 1 EL Eiweißpulver (Eiweißgehalt: ca. 15 g) oder 100 g Magerquark mit wenig Mineralwasser cremig gerührt, mit Kräutern oder Gewürzen und Salz abgeschmeckt (Eiweißgehalt: ca. 10 g)
18:00–19:00	100–150 ml Wasser ohne Kohlensäure, ungesüßter Tee
19:30–22:30	100–150 ml Wasser ohne Kohlensäure, ungesüßter Tee
22:00–22:30	**bei Bedarf ergänzende Spätmahlzeit (Eiweißgehalt: ca. 15 g):** 100 ml Milch (1,5 % Fett) + 1 EL Eiweißpulver oder 100 g Skyr
23:00–24:00	100–150 ml Wasser ohne Kohlensäure, ungesüßter Tee

Essen 2–3 Wochen nach der OP

Die wichtigste neu dazukommende Regel:

- Lernen Sie den Eiweißgehalt der Lebensmittel richtig einzuschätzen und essen Sie eiweißbetont.

UHRZEIT	LEBENSMITTEL/GETRÄNKE
7:00–8:00	100–150 ml Wasser ohne Kohlensäure
8:00–9:00	100–150 ml Kräutertee, z. B. Fenchel, Anis, Kümmel, Salbei oder Kamille
9:30–10:00	**Frühstück (Eiweißgehalt: ca. 25 g):** 150 g Naturjoghurt (1,5 % Fett) oder 125 g Magerquark +2 EL Milch (1,5 % Fett) und 1–3 EL mit der Gabel zerdrücktes Obst (z. B. Heidelbeeren, Erdbeeren, Banane) oder: 2 EL Eiweißpulver, mit 200–250 ml Milch (1,5 % Fett) oder Wasser auf flüssige Konsistenz gestreckt
10:30–11:30	100–150 ml Wasser ohne Kohlensäure, ungesüßter Tee, Bohnenkaffee, Malzkaffee mit wenig Milch (1,5 % Fett)
11:30–12:30	100–150 ml Wasser ohne Kohlensäure, ungesüßter Tee
13:00–13:30	**Mittagessen (Eiweißgehalt: ca. 10 g):** Rührei von 1 Ei, 1 Brokkoliröschen, 2 EL Kartoffelbrei mit Proteinmilch oder Eiweißpulver und Milch (1,5 % Fett) 50 g gedünsteter Fisch, z. B. Schollen-, Lachs-, Rotbarschfilet, 2–4 EL Möhren-Kartoffel-Brei mit Proteinmilch oder Eiweißpulver und Milch
14:00–15:30	100–150 ml Wasser ohne Kohlensäure, ungesüßter Tee

UHRZEIT	LEBENSMITTEL/GETRÄNKE
15:30–16:30	100–150 ml Wasser ohne Kohlensäure, ungesüßter Tee
17:00–17:30	**Abendessen (Eiweißgehalt: ca. 15 g):** 50 g Harzer Roller (frisch) mit 20 g fein gehackter Essiggurke/rote Bete + 1 EL saure Sahne (10 % Fett) oder 100 g Quark mit wenig Mineralwasser cremig gerührt, mit Kräutern oder Gewürzen und Salz abgeschmeckt, ½ Scheibe Vollkorntoast bzw. Vollkornbrot aus feinem Mehl, Knäckebrot
18:00–19:00	100–150 ml Wasser ohne Kohlensäure, ungesüßter Tee
19:30–22:30	100–150 ml Wasser ohne Kohlensäure, ungesüßter Tee
22:00–22:30	**bei Bedarf ergänzende Spätmahlzeit (Eiweißgehalt: ca. 15 g):** 100 g Skyr oder 80 g Magerquark mit 2 EL Milch glatt gerührt, ¼ geriebener Apfel, mit Zimt abgeschmeckt
23:00–24:00	100–150 ml Wasser ohne Kohlensäure, ungesüßter Tee

Essen 3 Monate nach der OP und langfristig

Die wichtigste neu dazukommende Regel – die wichtigste Regel „forever“:

- Trainieren Sie Ihr Eiweißziel beim Essen und erreichen Sie es! Nutzen Sie meine Formel: Körpergröße in cm minus 100 = Ihre benötigte Eiweißmenge in Gramm.

UHRZEIT	LEBENSMITTEL/GETRÄNKE
7:00–8:00	100–150 ml Wasser ohne Kohlensäure
8:00–9:00	100–150 ml Kräutertee, z. B. Fenchel, Anis, Kümmel, Salbei oder Kamille
9:30–10:00	**Frühstück (Eiweißgehalt: ca. 20 g):** 100 g Naturjoghurt (1,5 % Fett) oder 80 g Magerquark + 1 EL geschrotete Leinsamen + 1 EL Haferflocken + 50 g Früchte oder 2 EL Eiweißpulver, mit 200–250 ml Milch (1,5 % Fett) oder Wasser auf flüssige Konsistenz gestreckt oder 1–2 Eier als Rührei mit 20 g Räucherlachs oder gekochtem Schinken/Hähnchenbrust + 1 Scheibe Knäckebrot
10:30–11:30	100–150 ml Wasser ohne Kohlensäure, ungesüßter Tee, Bohnenkaffee, Malzkaffee mit wenig Milch (1,5 % Fett)
11:30–12:30	100–150 ml Wasser ohne Kohlensäure, ungesüßter Tee
13:00–13:30	**Mittagessen (Eiweißgehalt: ca. 10–20 g):** 50–100 g Fleisch (Hähnchenbrust, Pute, Schweinefilet, Rind) + 2–3 Blumenkohlröschen, 2–3 EL gekochtes Gemüse + 1 Kartoffel oder 2 EL Nudeln oder 2 EL Reis
14:00–15:30	100–150 ml Wasser ohne Kohlensäure, ungesüßter Tee

UHRZEIT	LEBENSMITTEL/GETRÄNKE
15:30–16:30	100–150 ml Wasser ohne Kohlensäure, ungesüßter Tee
17:00–17:30	**Abendessen (Eiweißgehalt: ca. 15 g):** 30 g gekochter Schinken mit 20 g Frischkäse und 1 Scheibe Vollkornbrot (Knäckebrot, Toast oder Brot aus feinem Mehl) oder 150 g Magerquark mit wenig Mineralwasser cremig gerührt, mit Kräutern oder Gewürzen und Salz abgeschmeckt + 2–3 Gemüsesticks +1 Scheibe Vollkornbrot (Knäckebrot, Toast oder Brot aus feinem Mehl) oder 1 Spiegelei mit Eiweißbrot + 2–3 Scheiben Gurke oder 2 Cocktailtomaten
18:00–19:00	100–150 ml Wasser ohne Kohlensäure, ungesüßter Tee
19:30–22:30	100–150 ml Wasser ohne Kohlensäure, ungesüßter Tee
22:00–22:30	**bei Bedarf ergänzende Spätmahlzeit (Eiweißgehalt: ca. 15 g):** 100 ml Milch (1,5 % Fett) mit 1 EL Eiweißpulver oder 100 g Skyr
23:00–24:00	100–150 ml Wasser ohne Kohlensäure, ungesüßter Tee

Wochenplan für die Ernährung

	MONTAG	DIENSTAG	MITTWOCH
Frühstück	Erdbeer-Kokos-Quark-creme (S. 98)	Knäckebrot mit Hüttenkäse (S. 114)	Knuspermüsli (S. 114)
Mittag	Frikadellen mit gegarter Rote Bete (S. 138)	Rote Linsen-Suppe (S. 92)	Zucchini-Mozzarella-Lasagne (S. 150)
Abendbrot	Brühe mit Eierstich (S. 97)	Eiweiß-Hafer-Brot (S. 106) mit Walnuss-Paprika-Paste (S. 120)	Hüttenkäsepuffer (S. 107)

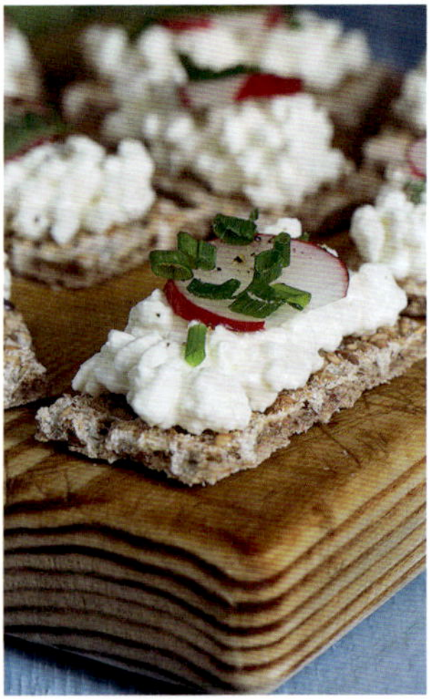

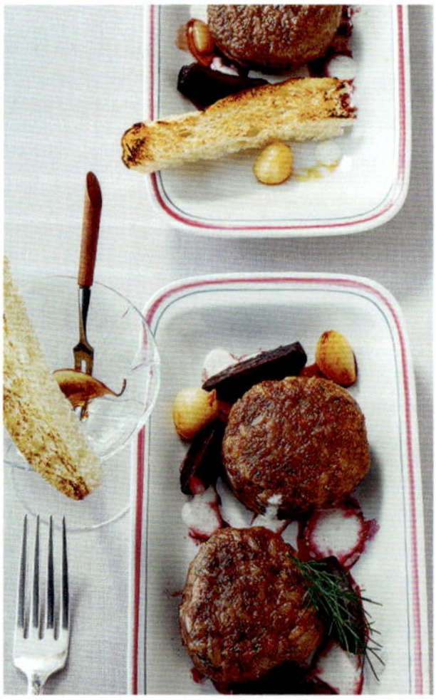

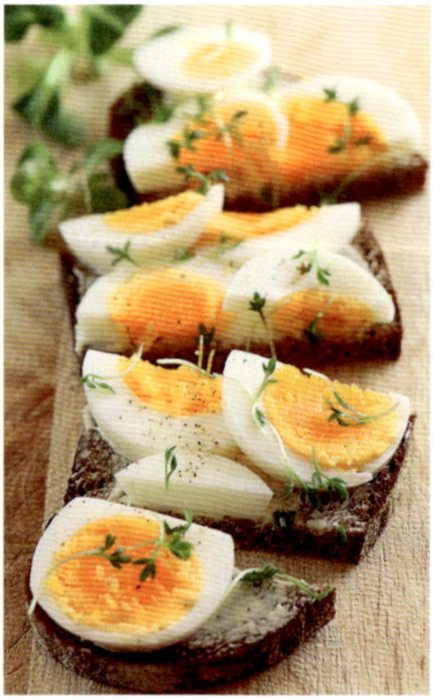

DONNERSTAG	FREITAG	SAMSTAG	SONNTAG
Vollkornbrot mit Ei (S. 112)	Leinsamen-Quark-Muffin (S. 107)	Rühreimuffins im Zucchinimantel (S. 109)	Vanille-Obst-Joghurt (S. 98)
Mexikanischer Eintopf (S. 140)	Kabeljau-Frikadellen (S. 148)	Kidneybohnen-Tomaten-Quiche (S. 151)	Scharfe Schweinemedaillons im Katenschinkenmantel (S. 130)
Eiweiß-Haferbrot mit Curry-Dattel-Dip (S. 120)	Gefüllte Lachsblüten (S. 116)	Eiweißbrot mit Avocado (S. 104)	Rührei-Varianten (S. 100)

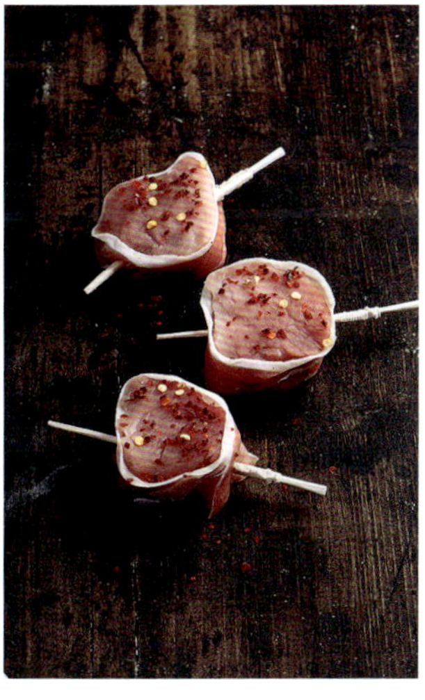

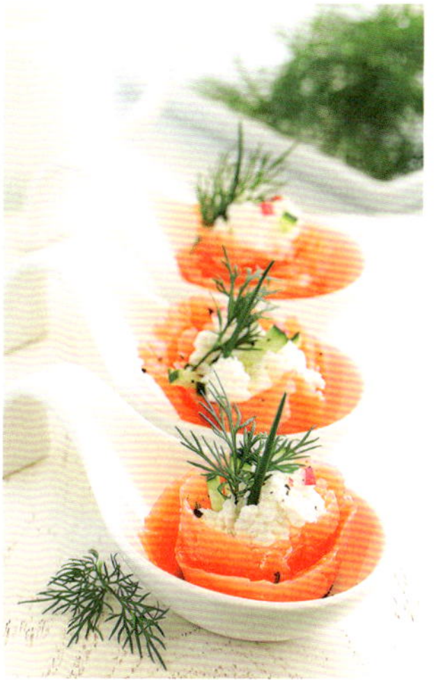

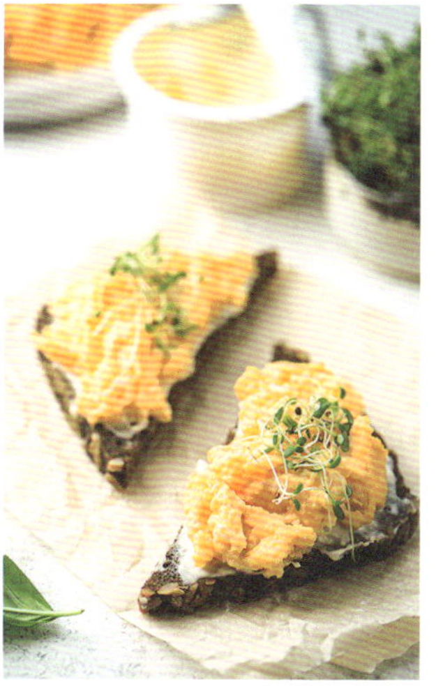

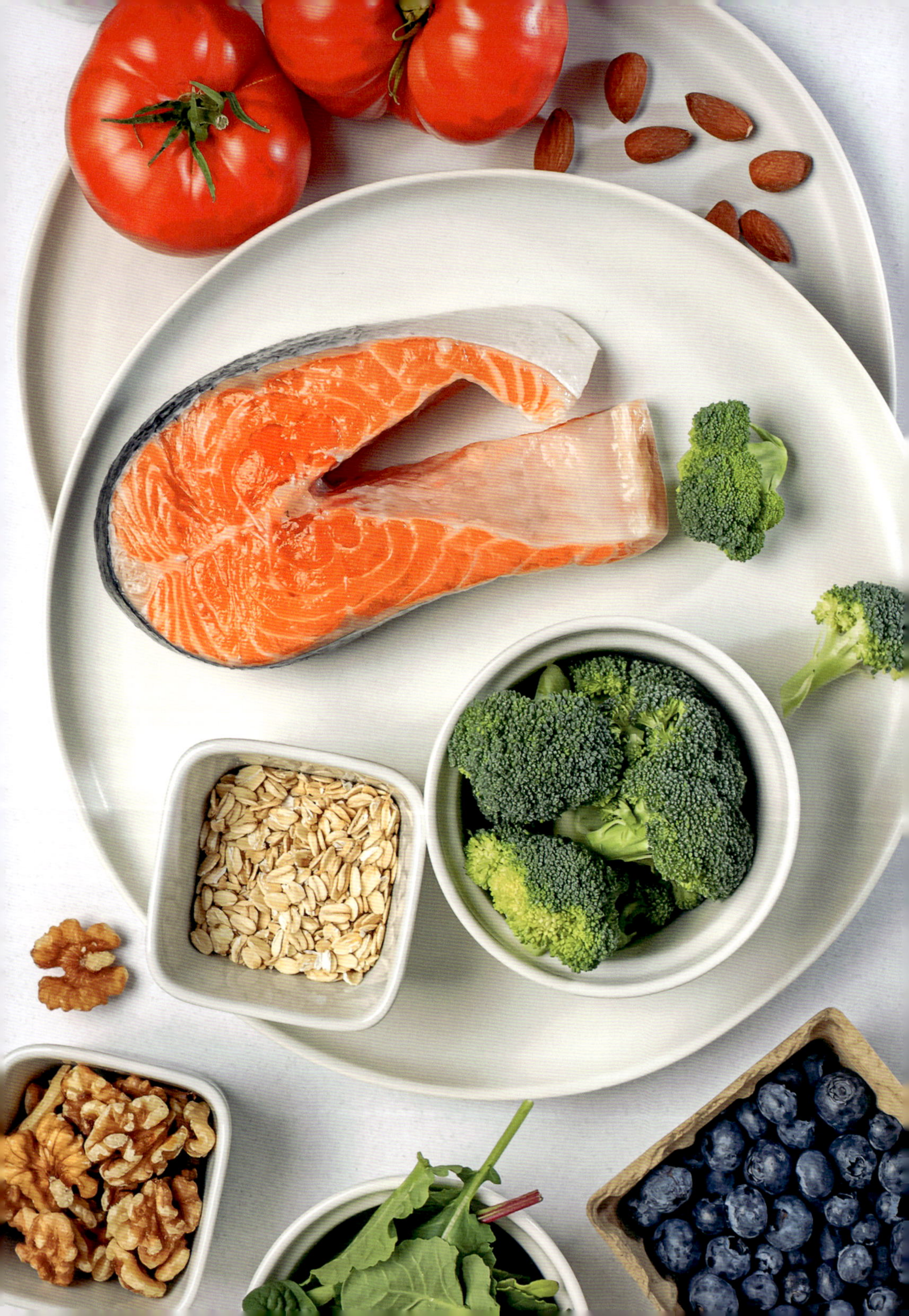

66 REZEPTE NACH DER MAGEN-VERKLEINERUNG

Mit der richtigen Ernährung können Sie Ihrem Körper nach einer bariatrischen Operation eine Menge Gutes tun. Die folgenden Rezepte für Frühstück, Mittag- und Abendessen und Snacks ermöglichen Ihnen eine reibungslose Umstellung und den Start in ein leichteres und gesünderes Leben – sogar Süßes kommt nicht zu kurz. Genießen Sie die Vielfalt der Speisen und probieren Sie Neues aus!

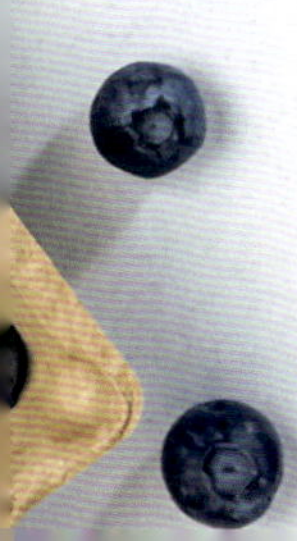

SUPPEN

Tomatensuppe

Pro 100 g
4,5 g
Eiweiß

Zubereitungszeit: 15 Minuten
Eine Portion enthält: 260 kcal,
13 g Eiweiß, 19 g Fett, 8 g Kohlenhydrate

Zutaten für 1 Portion

½ kleine Zwiebel
1 EL Olivenöl
200 g stückige Tomaten (Dose)
¼ TL körnige Brühe
etwas getrockneter Oregano
1 EL neutrales Eiweißpulver
50 ml Sojacreme (Sahneersatz)
Salz
Pfeffer
1 Oreganoblatt

Zubereitung

1 Die Zwiebel fein hacken und im Öl anschwitzen. Mit den stückigen Tomaten ablöschen. Mit Brühe und Oregano würzen. Die Suppe etwa 10 Minuten leicht köcheln lassen.

2 Das Eiweißpulver in die Sojacreme einrühren. Die Tomatensuppe pürieren, mit Salz, Pfeffer und Oregano abschmecken. In ein Weckglas geben. Die mit Eiweißpulver angerührte Sojacreme unterheben und mit einem Oreganoblatt garnieren.

TIPP Statt Sojacreme können Sie auch andere pflanzliche Sahneersatzprodukte verwenden, etwa Hafercreme. Auch saure Sahne eignet sich als Alternative.

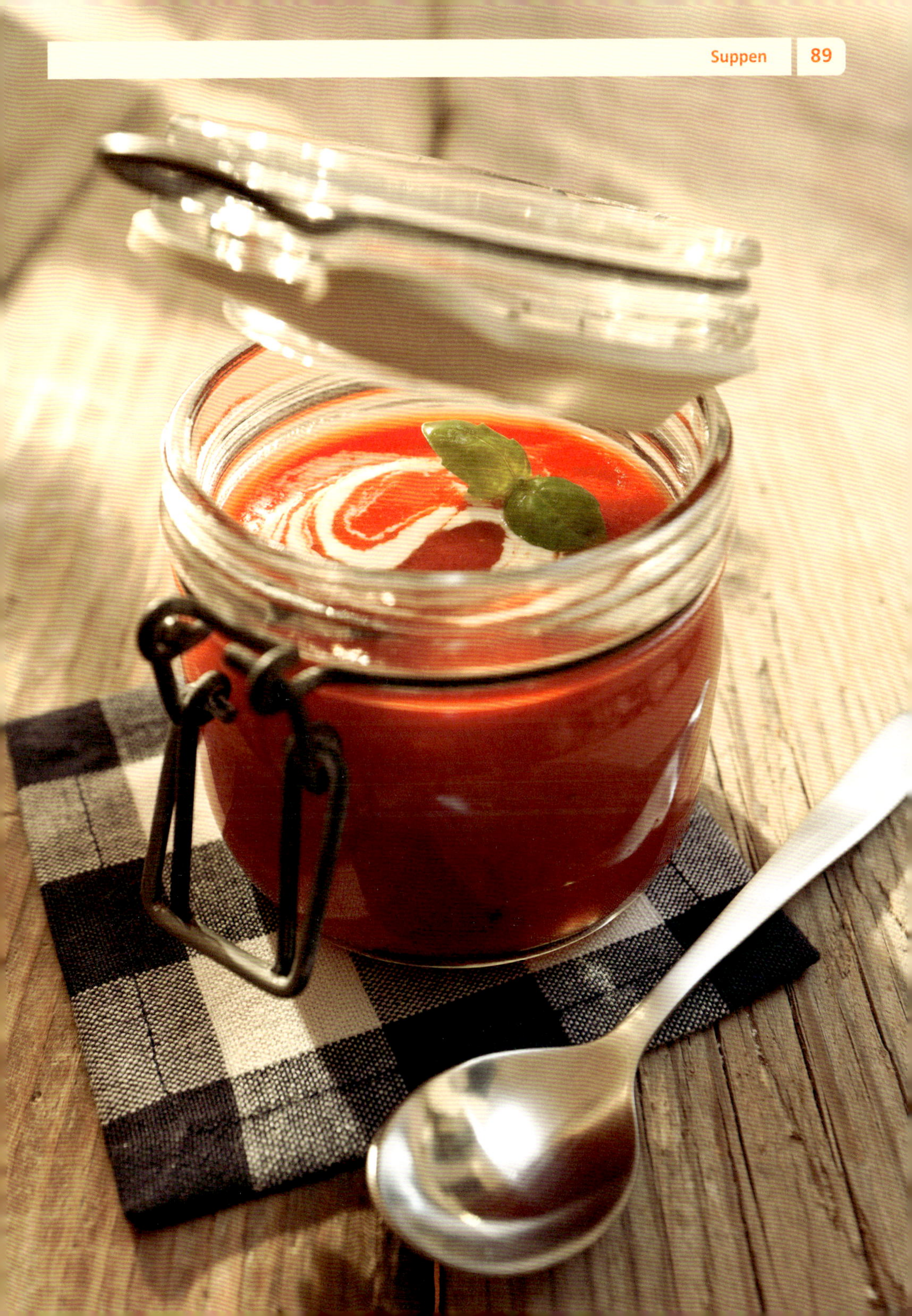

Pro 100 g
2,1 g
Eiweiß

Zubereitungszeit: 15 Minuten
Eine Portion enthält: 200 kcal,
7 g Eiweiß, 15 g Fett, 10 g Kohlenhydrate

Zutaten für 6 Portionen

1 Zwiebel
1 Knoblauchzehe
200 g Kartoffeln
2 mittelgroße Zucchini
1 EL Olivenöl
800 ml Gemüsebrühe
1 Handvoll Basilikumblätter
1 Bund Schnittlauch
200 g Doppelrahmfrischkäse
Salz
Pfeffer

Zucchinisuppe

Zubereitung

1 Zwiebel und Knoblauch abziehen und fein hacken. Kartoffeln waschen, schälen und würfeln. Zucchini waschen, putzen und in grobe Scheiben schneiden.

2 Das Öl in einem Topf erhitzen, Zwiebel und Knoblauch darin glasig dünsten. Kartoffeln und Zucchini dazu geben und kurz mitdünsten. Mit der Brühe ablöschen und etwa 15 Minuten kochen.

3 Basilikumblätter waschen und trocken tupfen. Schnittlauch waschen und in Röllchen schneiden.

4 Den Frischkäse zusammen mit dem Basilikum in die Suppe geben und alles mit einem Pürierstab fein pürieren. Mit Salz und Pfeffer abschmecken und die Schnittlauchröllchen einrühren.

TIPP Einen Teil der Suppe können Sie in kleine Portionen einfrieren und später essen. Für den nächsten Tag können Sie die Suppe in ein kleines Weckglas (bitte mit Gummi schließen) füllen und gekühlt mit auf die Arbeit nehmen.

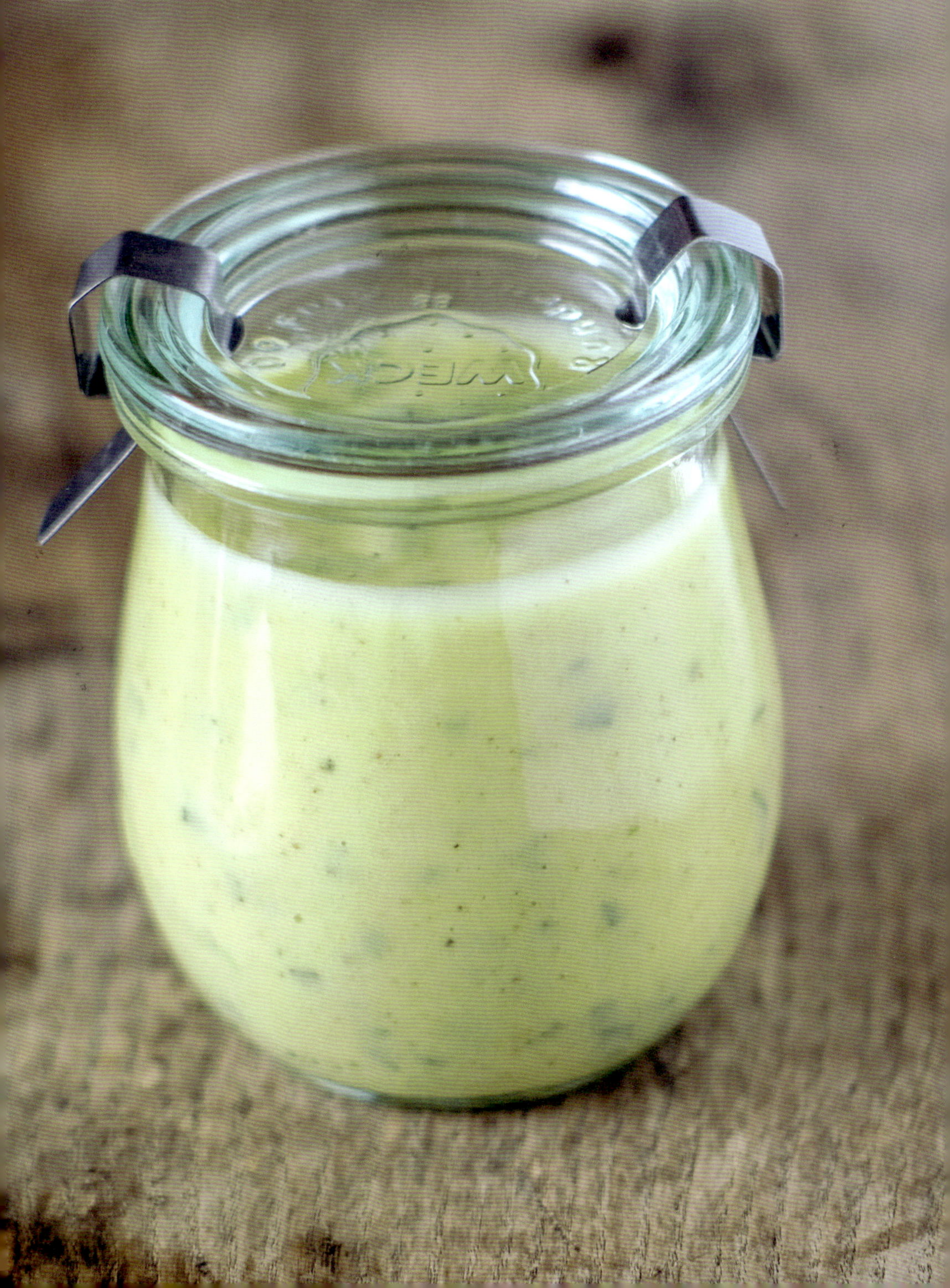

Rote-Linsen-Suppe

Pro 100 g
3,8 g
Eiweiß

Zubereitungszeit: 35 Minuten
Eine Portion enthält: 230 kcal,
14 g Eiweiß, 9 g Fett, 25 g Kohlenhydrate

Zutaten für 2 Portionen

1 Möhre
50 g Lauch
½ säuerlicher Apfel (z. B. Boskop)
½ Zwiebel
1 EL Rapsöl
50 g rote Linsen
300 ml Gemüsebrühe
½ TL Currypulver
Salz
Pfeffer
1 TL frisch gepresster Zitronensaft
100 g Skyr

Zubereitung

1 Die Möhre schälen und in ½ cm große Würfel schneiden. Den Lauch längs halbieren, waschen und fein schneiden. Den Apfel waschen, vierteln, das Kerngehäuse entfernen und das Fruchtfleisch klein würfeln. Die Zwiebel schälen und fein hacken.

2 Das Rapsöl in einem Topf erhitzen und die Zwiebel darin kurz andünsten. Lauch und Möhre 2 Minuten mitdünsten, dann Apfel und Linsen kurz mitdünsten. Mit der Brühe aufgießen und das Currypulver einrühren.

3 Zugedeckt bei mittlerer Hitze 20–25 Minuten kochen, bis die Linsen und das Gemüse weich sind. Die Suppe mit Salz, Pfeffer und Zitronensaft abschmecken. Vom Herd nehmen, den Skyr unterrühren und mit dem Pürierstab grob pürieren.

Gemüsecremesuppe

Pro 100 g
6 g
Eiweiß

Zubereitungszeit: 20 Minuten
Eine Portion enthält: 205 kcal,
25 g Eiweiß, 4 g Fett, 16 g Kohlenhydrate

Zutaten für 1 Portion

175 g Brokkoli, Blumenkohl oder Möhren
1 kleine Kartoffel
80 ml Brühe
125 ml Milch (1,5 % Fett)
Pfeffer
Muskat
1–2 EL neutrales Eiweißpulver (mind. 80 % Eiweiß)

Zubereitung

1 Brokkoli, Blumenkohl oder Möhren waschen, die Kartoffel schälen und alles in grobe Stücke schneiden. Zusammen mit der Brühe ca. 15 Minuten in einem geschlossenen kleinen Topf garen.

2 Die Milch dazugeben und das Ganze mit einem Pürierstab pürieren. Das Eiweißpulver einrühren.

3 Die Suppe mit Pfeffer und Muskat abschmecken.

TIPP Wenn Sie keine Kartoffel haben, geben Sie einfach die letzten 5 Minuten der Kochzeit 1 EL kleinblättrige Haferflocken dazu, sie binden wie die Kartoffel die Suppe ab.
Sie können letztlich fast jedes Gemüse verwenden, das Sie mögen. Beliebt sind auch Kohlrabi, Kürbis und Süßkartoffel. Viele probieren zum ersten Mal Fenchel und sind positiv überrascht, wie gut er schmeckt.

Kalte Gurkensuppe

Pro 100 g
2,3 g
Eiweiß

Zubereitungszeit: 20 Minuten
Kühlzeit: 60 Minuten
Eine Portion enthält: 190 kcal, 10 g Eiweiß, 11 g Fett, 14 g Kohlenhydrate

Zutaten für 2 Portionen

½ Bund Dill
½ Kästchen Kresse
½ Zwiebel
1 Gartengurke (400 g)
2 EL Weizenkleie
300 ml Buttermilch
100 ml saure Sahne
1 TL gekörnte Gemüsebrühe
Salz
weißer Pfeffer

Zubereitung

1 Den Dill abbrausen, trocken tupfen und die Blättchen von den Stielen zupfen. Die Kresse vom Ballen schneiden und abbrausen. Die Zwiebel abziehen und grob zerteilen. Alles in einen Standmixer geben und pürieren.

2 Die Gurke waschen und in grobe Stücke schneiden. Zusammen mit der Weizenkleie zu den Kräutern in den Mixer geben und pürieren. Dann die Buttermilch, saure Sahne und Gemüsebrühe dazugeben und erneut zu einer homogenen Flüssigkeit pürieren.

3 Mit Salz und Pfeffer abschmecken. Zum Durchziehen im Kühlschrank kalt stellen.

TIPP Die Eiweißmenge lässt sich optimieren, wenn Sie statt saurer Sahne die gleiche Menge Magerquark verwenden oder alternativ 1 EL neutrales Eiweißpulver hinzugeben.

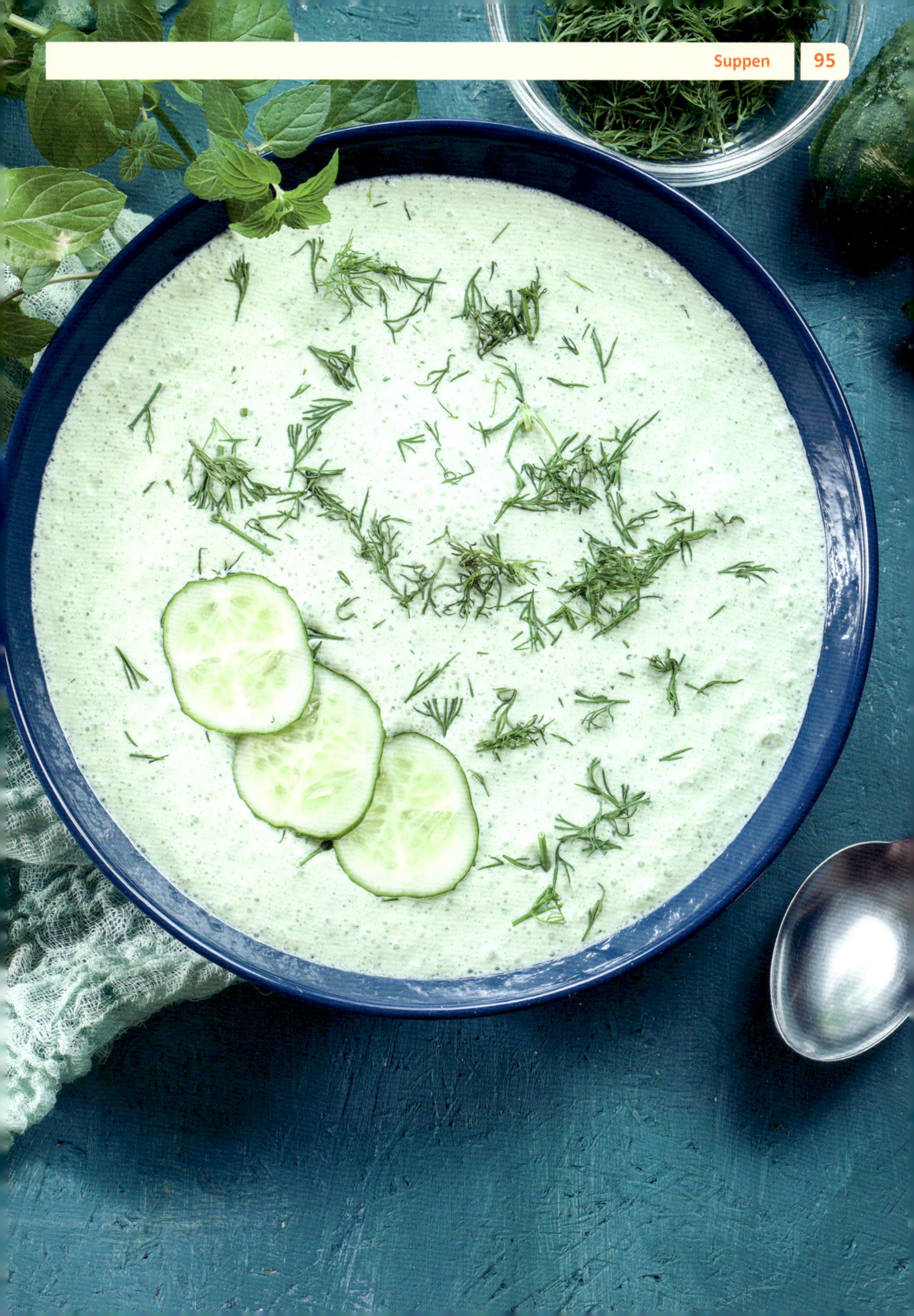

Pro 100 g
3,5 g
Eiweiß

Zubereitungszeit: 15 Minuten
Kühlzeit: 60 Minuten
Eine Portion enthält: 215 kcal,
13 g Eiweiß, 8 g Fett, 20 g Kohlenhydrate

Zutaten für 2 Portionen

2 Rote Bete, vorgekocht
1 Ei, hart gekocht
50 g saure Sahne
400 ml Buttermilch
10 g frischen Dill
Salz
weißer Pfeffer

Kalte Rote-Bete-Suppe

Zubereitung

1 Die Rote Bete klein raspeln. Das Ei pellen. Eigelb und Eiweiß voneinander lösen, das Eiweiß fein hacken.

2 Das Eigelb mit einer Gabel zerdrücken und mit der sauren Sahne verrühren, dann die Buttermilch unterrühren. Den Dill waschen, trocken tupfen und fein hacken. Alle Zutaten ohne das Eiweiß gut miteinander vermengen und mit Salz und Pfeffer abschmecken.

3 Die Suppe kalt stellen und durchziehen lassen. Vor dem Servieren das fein gehackte Eiweiß daraufgeben.

Brühe mit Eierstich

Pro 100 g
3,2 g
Eiweiß

Zubereitungszeit: 60 Minuten
Eine Portion enthält: 90 kcal, 8 g Eiweiß, 6 g Fett, 2 g Kohlenhydrate

Zutaten für 2 Portionen

1 Beinscheibe
1 Möhre
½ Stange Lauch
1 Lorbeerblatt
10 Pfefferkörner
1 EL Salz
2 Eier
1 EL Milch (1,5 % Fett)
etwas Salz
1 Prise Muskat

Zubereitung

1 Die Beinscheibe kalt waschen und in einen Topf geben. Möhre und Lauch waschen, putzen und in grobe Stücke schneiden. Mit dem Lorbeerblatt, den Pfefferkörnern und Salz zur Beinscheibe geben.

2 1 l Wasser angießen und alles 45 Minuten köcheln lassen. Über einem Sieb abgießen und die Brühe mit Salz abschmecken.

3 In der Zwischenzeit die Eier verschlagen. Die Milch einrühren und mit Salz und Muskat würzen. Die Eiermasse in einen Gefrierbeutel geben, in ein heißes Wasserbad geben und darin stocken lassen (das dauert etwa 20 Minuten).

4 Den Eierstich aus der Tüte nehmen und in Würfel schneiden, in eine Suppentasse geben und mit der heißen Brühe übergießen.

TIPP Einen halben Liter Brühe zu trinken bzw. zu essen, macht Sie anfangs satt, Sie haben damit aber noch kein Eiweiß konsumiert. Genießen Sie daher den Eierstich mit ein wenig Brühe (1–2 Kellen) und frieren Sie den Rest ein, weil die Brühe schnell schlecht wird.

FRÜHSTÜCK UND ABENDBROT

Vanille-Obst-Joghurt

Pro 100 g
9,4 g
Eiweiß

Zubereitungszeit: 5 Minuten
Eine Portion enthält: 100 kcal,
12 g Eiweiß ,2 g Fett, 7 g Kohlenhydrate

Zutaten für 1 Portion

100 g Naturjoghurt (1,5 % Fett)
1 EL Vanilleproteinpulver (80 % Eiweiß)
2 EL Obstmus (Babynahrung)

Zubereitung

Zuerst das Pulver in den Joghurt einrühren, dann das Obstmus unterziehen.

TIPP Sie können statt Obstmus aus dem Glas auch 2 EL Apfelmus oder Beerenobst pürieren bzw. mit der Gabel zerdrücken und unter den Joghurt rühren.

Erdbeer-Kokos-Quarkcreme

Pro 100 g
9,1 g
Eiweiß

Zubereitungszeit: 5 Minuten
Eine Portion enthält: 105 kcal,
14 g Eiweiß, 0 g Fett, 11 g Kohlenhydrate

Zutaten für 1 Portion

100 g Magerquark
40 ml Kokosdrink (Tetrapack)
2 TL Erdbeermarmelade

Zubereitung

Den Quark mit dem Kokosdrink glatt rühren und die Erdbeermarmelade unterheben.

Quark mit Sirup

Pro 100 g 11,7 g Eiweiß

Zubereitung

Quark und Milch glatt rühren und den Holunderblütensirup unterrühren.

Zubereitungszeit: 5 Minuten
Eine Portion enthält: 140 kcal, 21 g Eiweiß, 1 g Fett, 10 g Kohlenhydrate

Zutaten für 1 Portion

100 g Magerquark
2–3 EL Milch (1,5 % Fett)
1 TL Holunderblütensirup

Schoko-Heidelbeer-Skyr

Pro 100 g 9,7 g Eiweiß

Zubereitung

Den Skyr mit Milch und Eiweißpulver glatt rühren. Die Heidelbeeren pürieren oder mit einer Gabel zerdrücken und unter den Skyr rühren.

Zubereitungszeit: 5 Minuten
Eine Portion enthält: 105 kcal, 16 g Eiweiß, 1 g Fett, 7 g Kohlenhydrate

Zutaten für 1 Portion

100 g Skyr
3 EL Milch (1,5 % Fett)
1 TL Schokoproteinpulver (80 % Eiweiß)
30 g Heidelbeeren

Pro 100 g
12,7 g
Eiweiß

Zubereitungszeit: 10 Minuten
Eine Portion enthält: 180 kcal,
12 g Eiweiß, 14 g Fett, 2 g Kohlenhydrate

Zutaten für 1 Portion

1 Ei
1 EL Milch (1,5 % Fett)
Salz
⅓ Scheibe gekochten Schinken
⅓ Scheibe Gouda (45 % Fett)
1 TL Rapsöl

Rührei-Varianten

Zubereitung

1 Das Ei aufschlagen und mit Milch und Salz verschlagen. Die Schinken- und Goudascheibe in feine Würfel schneiden und unter die Eimasse rühren.

2 Das Öl in einer beschichteten Pfanne erhitzen, die Rühreimasse hinzugeben und stocken lassen.

Varianten:

- 30 g Mozzarella fein würfeln und 2 Cocktailtomaten achteln. Beides unter die Eimasse geben.
- 30 g geräuchertes Forellenfilet mit der Gabel zerpflücken und ½ TL Meerrettichsahne zusammen mit dem Fisch unter die Rühreimasse geben.
- 30 g geräucherten Lachs in dünne Streifen schneiden und mit etwas frischem gehacktem Dill unter die Rühreimasse geben.

TIPP Zu Anfang reicht es aus, wenn Sie nur das Rührei essen. Später ist Rührei mit Vollkorn- oder Eiweißbrot ein supergutes, da sättigendes Frühstück. Und natürlich darf die Butter gekratzt werden.

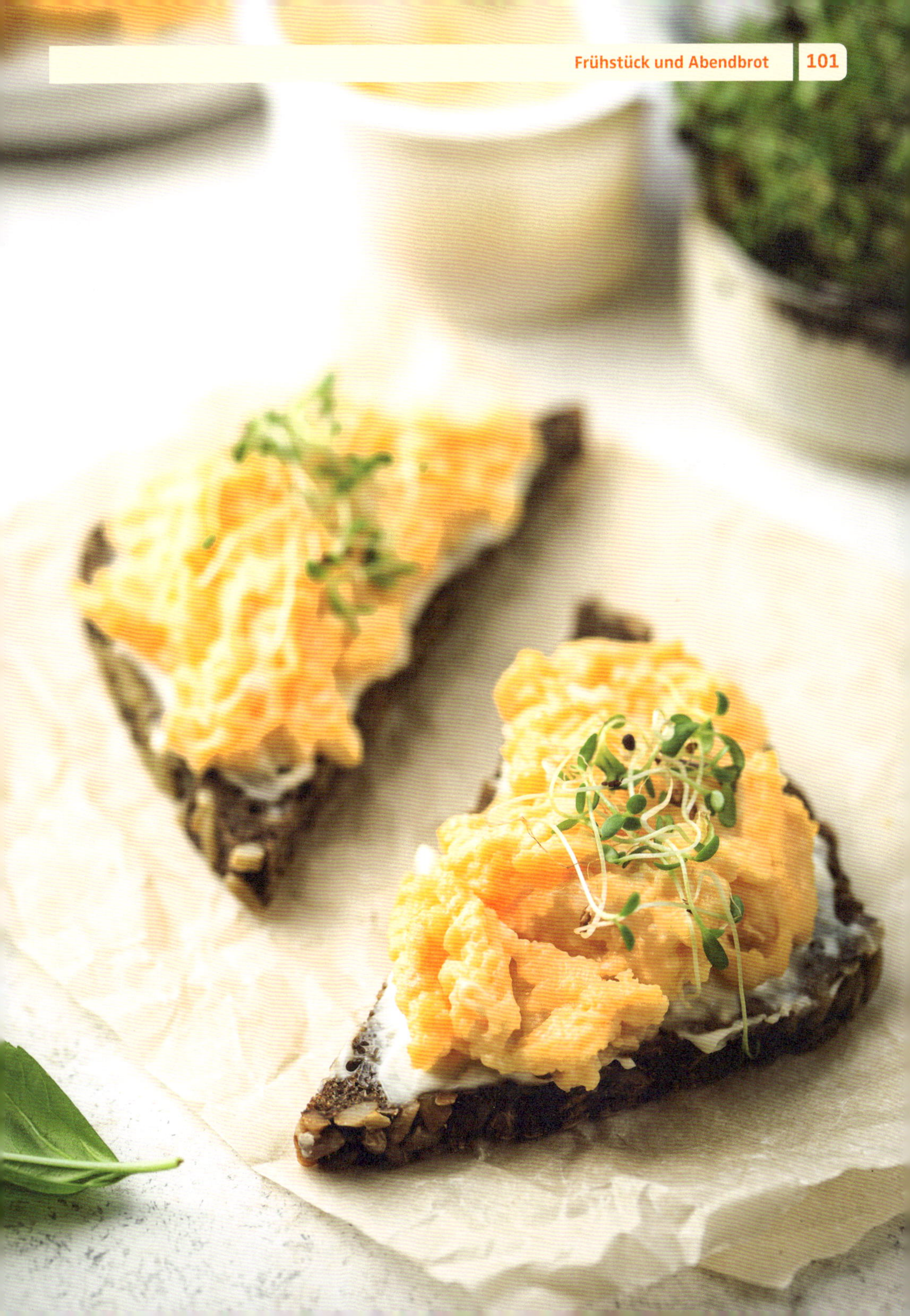

Pumpernickel-Lachs-Praline

Pro 100 g
12,7 g
Eiweiß

Zubereitungszeit: 5 Minuten
Eine Portion enthält: 120 kcal,
10 g Eiweiß, 4 g Fett, 11 g Kohlenhydrate

Zutaten für 1 Portion

2 EL Skyr
¼ TL Honig
1 Msp. Senf
Salz
weißer Pfeffer
1 kleine runde Scheibe Vollkornbrot/ Pumpernickel
1 kleine Scheibe geräucherter Lachs
etwas frischer Dill

Zubereitung

1 Den Skyr mit Honig, Senf, Salz und Pfeffer verrühren.

2 Die Paste auf die Brotscheibe streichen, den Lachs daraufsetzen und mit Dill garnieren.

TIPP Auch sehr lecker: Verrühren Sie etwas Markrele (50 g) anstelle von Lachs mit den Belagzutaten zu einen Brotaufstrich.

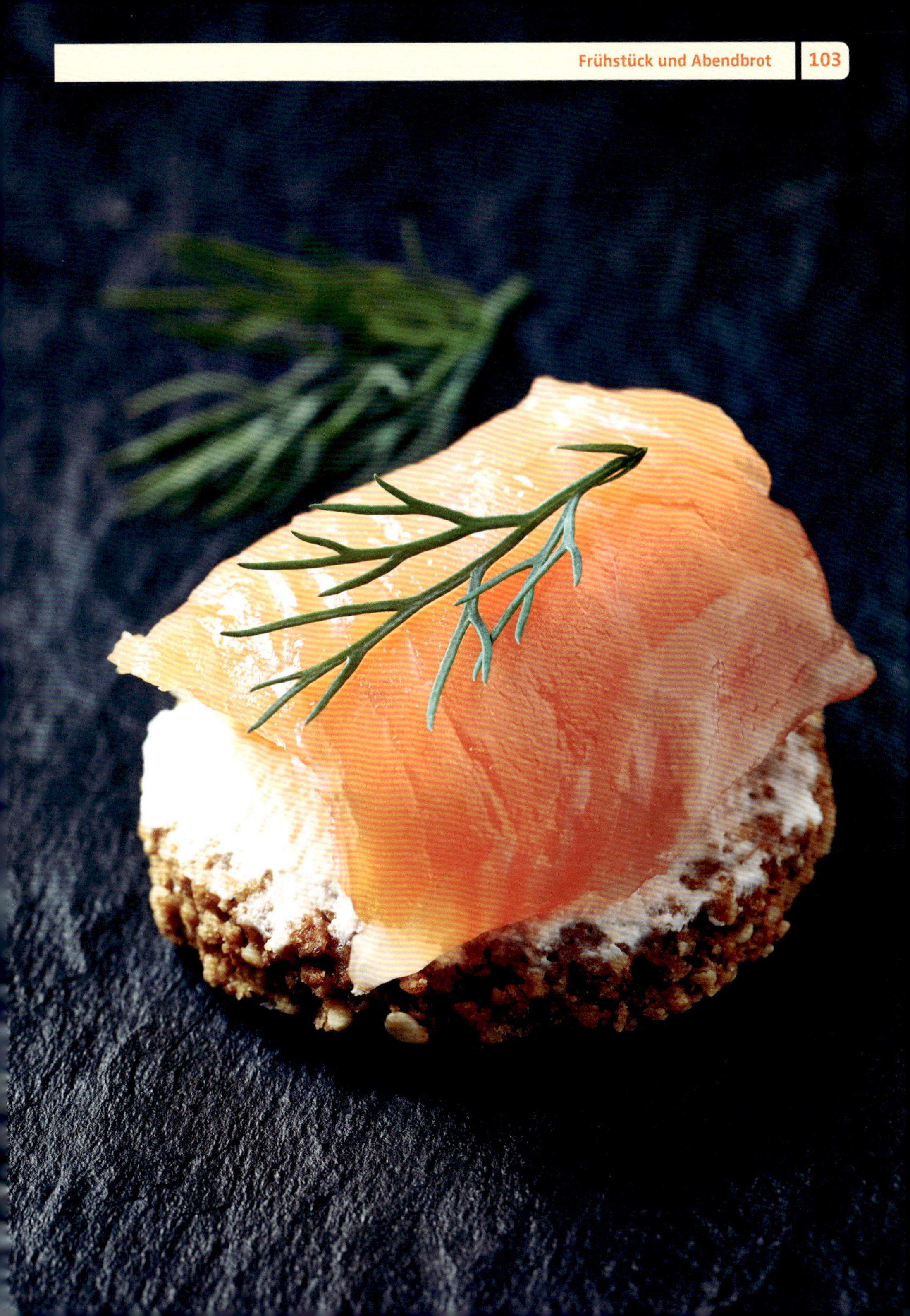

Pro 100 g
8,3 g
Eiweiß

Zubereitungszeit: 10 Minuten
Eine Portion enthält: 310 kcal, 13 g Eiweiß, 24 g Fett, 11 g Kohlenhydrate

Zutaten für 2 Portionen

2 dünne Scheiben Eiweißbrot (oder Eiweiß-Hafer-Brot, siehe S. 106)
30 g Ziegenfrischkäse
½ Avocado
Salz
Pfeffer
Feldsalat und frische Kräuter zum Dekorieren

Eiweißbrot mit Avocado

Zubereitung

1 Das Eiweißbrot mit Ziegenfrischkäse bestreichen. Die Avocado halbieren, den Kern herausnehmen und schälen. Das Avocadofleisch in dünne Streifen schneiden und aufs Brot legen.

2 Mit Salz und Pfeffer würzen und mit den Küchenkräutern und Feldsalat dekorieren.

TIPP Auch ein Belag aus Hüttenkäse und wenigen kleinen Paprikawürfeln schmeckt gut zum Avocado-Brot.

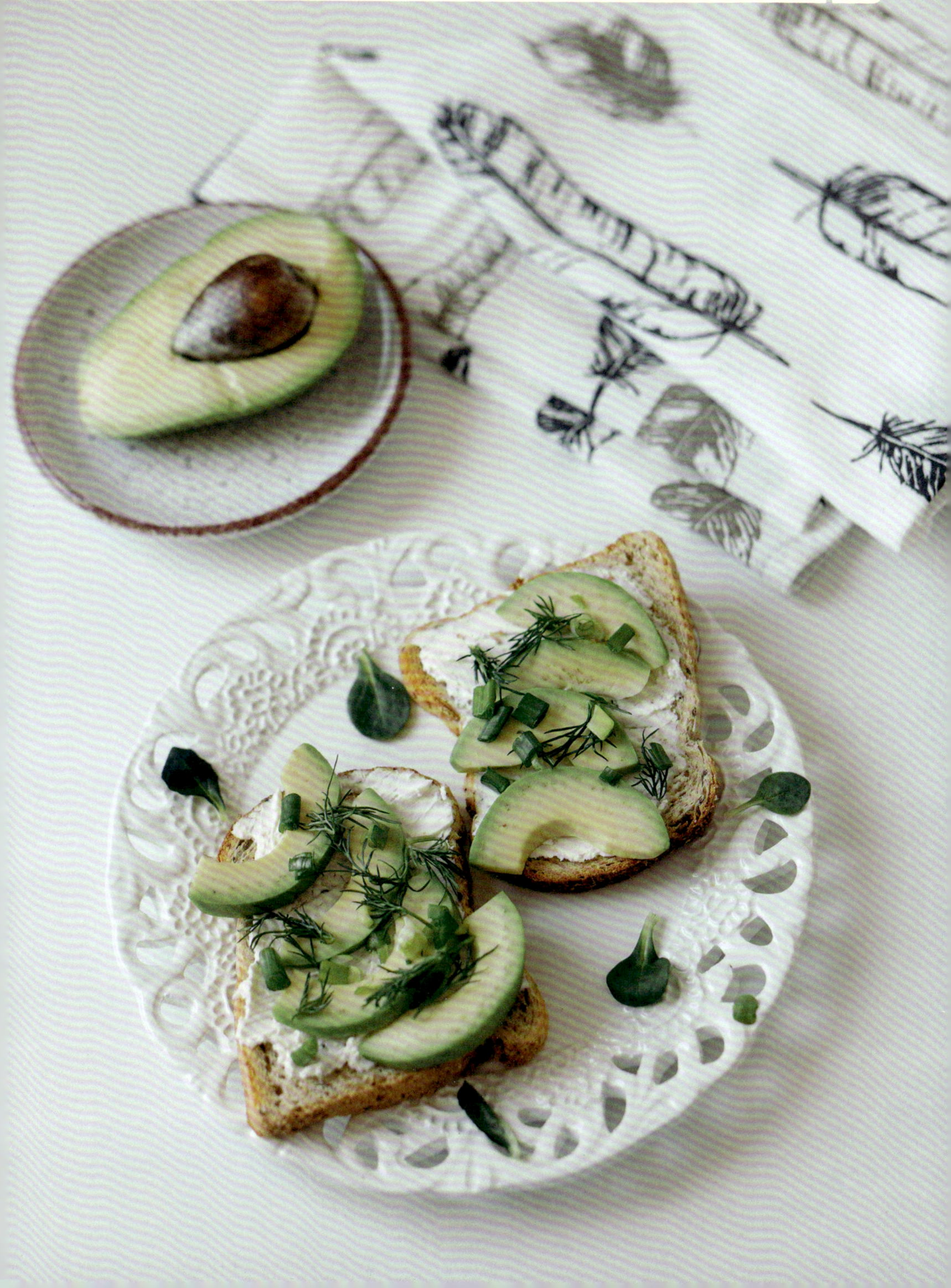

Pro 100 g
15,5 g
Eiweiß

Zubereitungszeit: 15 Minuten
Backzeit: 50 Minuten
Eine Portion enthält: 160 kcal, 11 g Eiweiß, 9 g Fett, 8 g Kohlenhydrate

Zutaten für 18 Scheiben (Kastenform 30 cm)

500 g Magerquark
4 Eier
125 g Haferkleie
125 g Mandelmehl
50 g geschrotete Leinsamen
100 g Kerne, z. B. Sonnenblumen-, Kürbis-, Sojabohnenkerne
3 TL Flohsamen
1 EL Rapsöl
1 Pck. Backpulver
1 TL Salz

Eiweiß-Hafer-Brot

Zubereitung

1 Den Backofen auf 180 °C vorheizen. Den Quark mit den Eiern verrühren. Nach und nach die anderen Zutaten unterrühren und gut durchkneten. Die Masse mindestens 15 Minuten quellen lassen.

2 Den Teig in eine Kastenform geben und ca. 50 Minuten backen. Mit einem Holzspieß testen, ob das Brot gar ist. Das Brot etwa 10 Minuten in der Form stehen lassen, dann aus der Kastenform stürzen und auf einem Kuchengitter auskühlen lassen.

TIPP Das Brot lässt sich scheibenweise perfekt einfrieren. Die einzelnen Scheiben schmecken getoastet besonders lecker.

Hüttenkäsepuffer

Pro 100 g
8,7 g
Eiweiß

Zubereitungszeit: 25 Minuten
Ein Stück enthält: 200 kcal, 13 g Eiweiß, 11 g Fett, 11 g Kohlenhydrate

Zutaten für 2 Stück

½ Paprika (oder anderes Gemüse)
1 EL gehackte glatte Petersilie (oder andere Gartenkräuter)
120 g körniger Frischkäse
1 EL Vollkornweizenmehl
1 EL Haferflocken
1 Ei
Salz
Pfeffer
1 EL Rapsöl

Zubereitung

1 Die Paprika waschen, putzen und fein würfeln. Alle Zutaten bis auf das Öl vermengen und 10 Minuten quellen lassen.

2 Eine beschichtete Pfanne mit Öl auspinseln und mithilfe von zwei Esslöffeln kleine Puffer in die Pfanne setzen. Von beiden Seiten ausbacken.

TIPP Zu Anfang sind zwei Puffer eine sehr gute Menge. Die Puffer lassen sich problemlos einfrieren und in einer Pfanne erneut aufbraten

Leinsamen-Quark-Muffins

Pro 100 g
14,4 g
Eiweiß

Zubereitungszeit: 10 Minuten
Backzeit: 25 Minuten
Ein Stück enthält: 90 kcal, 7 g Eiweiß, 6 g Fett, 2 g Kohlenhydrate

Zutaten für 6 Stück

125 g Magerquark
2 Eier
25 g gemahlene Mandeln
30 g geschrotete Leinsamen
1 TL Backpulver
½ TL Salz
Öl zum Einfetten

Zubereitung

1 Den Backofen auf 180 °C vorheizen. Quark, Eier, Mandeln, Leinsamen, Backpulver und Salz miteinander verrühren. Die Muffinform mit Öl fetten und den Teig darin verteilen.

2 Im Backofen auf mittlerer Schiene etwa 25 Minuten goldgelb backen. Vor dem Herauslösen etwas abkühlen lassen.

Pro 100 g
8,3 g
Eiweiß

Zubereitungszeit: 10 Minuten
Backzeit: 20–25 Minuten
Ein Stück enthält: 310 kcal, 13 g Eiweiß, 24 g Fett, 11 g Kohlenhydrate

Zutaten für 6 Stück

100 g TK-Erbsen
50 g Lauch
3 Eier
50 ml Milch (1,5 % Fett)
Salz
Pfeffer
2 TL geriebener Parmesan
Öl zum Einfetten der Form

Vegetarische Rührei-Muffins

Zubereitung

1 Die Erbsen auf- oder antauen. Den Backofen auf 175 °C vorheizen. Den Lauch waschen, putzen und in dünne Ringe schneiden. Die Muffinform leicht fetten oder mit Muffinförmchen auslegen.

2 Die Eier mit der Milch verquirlen und Erbsen sowie Lauch hinzugeben. Mit Salz und Pfeffer abschmecken. Die Eiermischung in die Förmchen geben.

3 Mit Parmesan bestreuen und im Backofen 20–25 Minuten backen. Vor dem Herauslösen etwas abkühlen lassen.

TIPP Auch Champignons mit Petersilie oder Paprika und 100 g Feta sind leckere vegetarische Alternativen. Für eine Fleischvariante verwenden Sie statt der Erbsen 80 g Katenschinkenwürfel.

Rühreimuffins im Zucchinimantel

Pro 100 g **8,6 g** Eiweiß

Zubereitungszeit: 15 Minuten
Backzeit: 20–25 Minuten
Ein Stück enthält: 70 kcal, 6 g Eiweiß, 3 g Fett, 3 g Kohlenhydrate

Zutaten für 6 Stück

1 Zucchini
Öl zum Einfetten
1 kleine Zwiebel
1 EL Olivenöl
50 g gekochter Schinken (ohne Fettrand)
3 Eier
50 ml Milch (1,5 % Fett) (5 EL)
Salz
Pfeffer
2 TL geriebener Parmesan

Zubereitung

1 Zucchini waschen, putzen und mit dem Sparschäler einen Teil längs in hauchdünne Streifen schneiden. Eine Muffinform mit dem Öl einpinseln und mit den Zucchinistreifen auskleiden. Die restliche Zucchini würfeln. Die Zwiebel abziehen und sehr fein hacken.

2 Den Backofen auf 175 °C vorheizen. Das Öl in einer beschichteten Pfanne erhitzen, Zwiebel und Zucchiniwürfel darin anbraten.

3 Den Schinken in feine Würfel schneiden. Die Eier mit der Milch verquirlen und Zucchiniwürfel, Zwiebel und Schinken hinzugeben. Mit Salz und Pfeffer abschmecken.

4 Die Eiermischung in die Förmchen geben. Mit Parmesan bestreuen und im Backofen 20–25 Minuten backen. Vor dem Herauslösen etwas abkühlen lassen.

Pro 100 g
14,6 g
Eiweiß

Zubereitungszeit: 15 Minuten
Ein Muffin enthält: 100 kcal, 8 g Eiweiß, 63 g Fett, 10 g Kohlenhydrate

Zutaten für 12 Stück

150 g Dinkelvollkornmehl
50 g neutrales Eiweißpulver (80 % Eiweiß)
½ TL Backpulver
150 g Möhren
2 Eier
2 EL Rapsöl
150 g Skyr
2 EL gehackte Küchenkräuter
½ TL Salz
1 Msp. Pfeffer
1 Msp. Muskat
1 Eiklar

Pikante Möhren-Minimuffins

Zubereitung

1 Den Backofen auf 180 °C vorheizen. Papierförmchen in die Mulden des Muffinblechs legen.

2 Mehl, Eiweißpulver und Backpulver vermengen. Die Möhren schälen und fein raspeln. Die Eier verquirlen, mit Öl, Skyr, Küchenkräutern, Salz, Pfeffer und Muskat verrühren.

3 Erst die Mehlmischung, dann die Möhrenraspeln unterrühren. Das Eiklar zu Schnee schlagen und unterheben.

4 Den Teig auf 12 Förmchen verteilen und im Backofen etwa 15–20 Minuten backen. Vor dem Herauslösen etwas abkühlen lassen.

TIPP Frieren Sie die übrigen Muffins ein. Nehmen Sie jeweils einen Muffin aus dem Gefrierschrank, schneiden Sie ihn längs auf und toasten Sie ihn. Bestrichen mit Frischkäse und 1 TL Gemüseraspeln ist er ein leckerer Genuss.

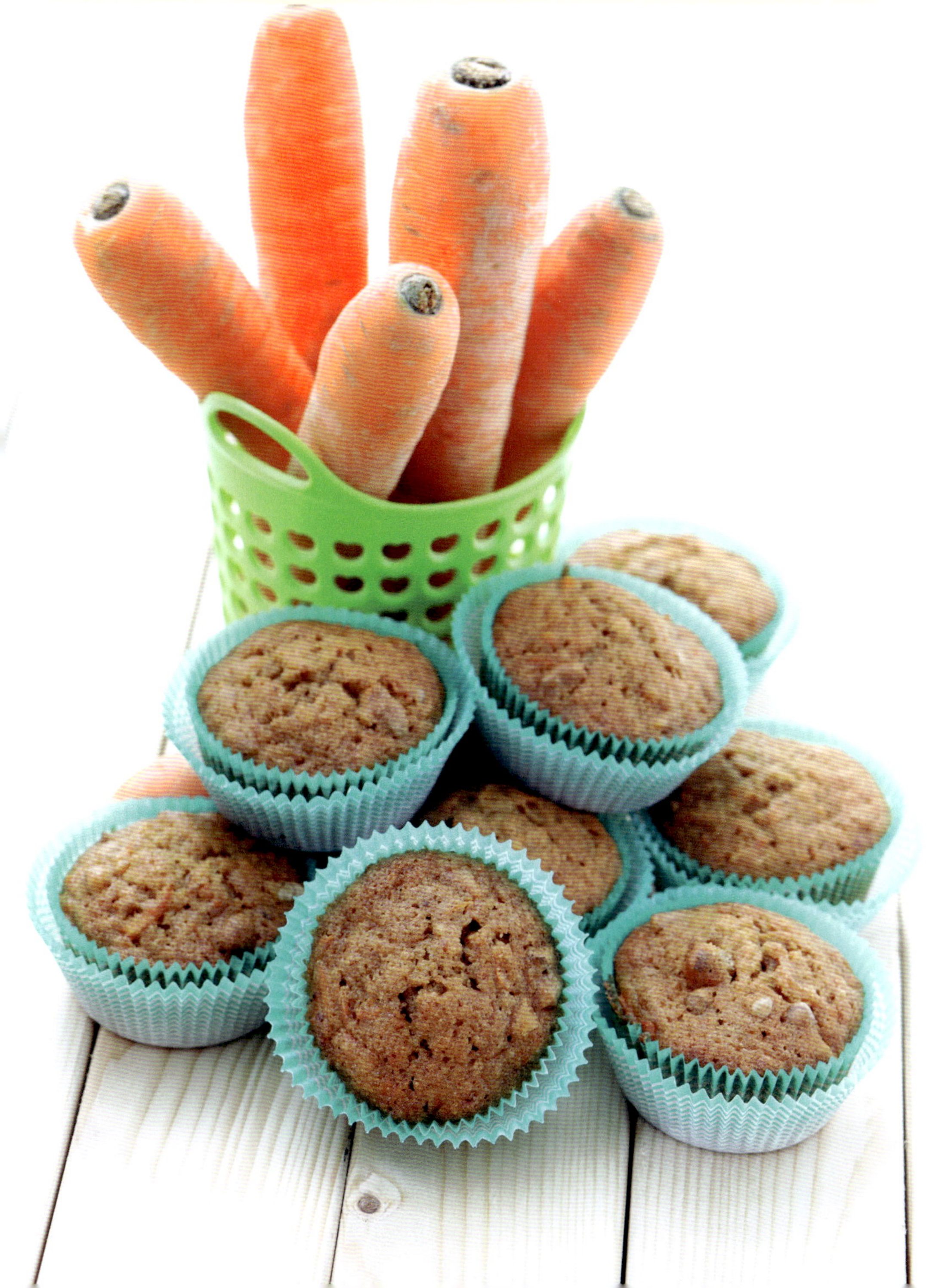

Pro 100 g
10,1 g
Eiweiß

Zubereitungszeit: 10 Minuten
Eine Portion enthält: 300 kcal,
18 g Eiweiß, 16 g Fett,
21 g Kohlenhydrate

Zutaten für 1 Portion

1 dünne Scheibe Vollkornroggenbrot
5 g Butter
2 gekochte Eier
5 g Kresse
Salz

Vollkornbrot mit Ei

Zubereitung

1 Das Vollkornbrot dünn mit Butter bestreichen. Die gekochten Eier pellen und in Scheiben schneiden, die Eierscheiben aufs Brot legen.

2 Die Kresse vom Ballen schneiden, abbrausen und trocken tupfen. Auf dem Brot verteilen. Das Brot in 4 Stücke schneiden und leicht salzen.

TIPP Schneiden Sie die Brotscheiben sehr dünn und legen Sie den eiweißhaltigen Belag eher dick aufs Brot. Feines Vollkornbrot ist gut verträglich. Es hat einen wesentlich langsameren Einfluss auf den Blutzuckerspiegel als Vollkorntoast und ist damit viel gesünder.

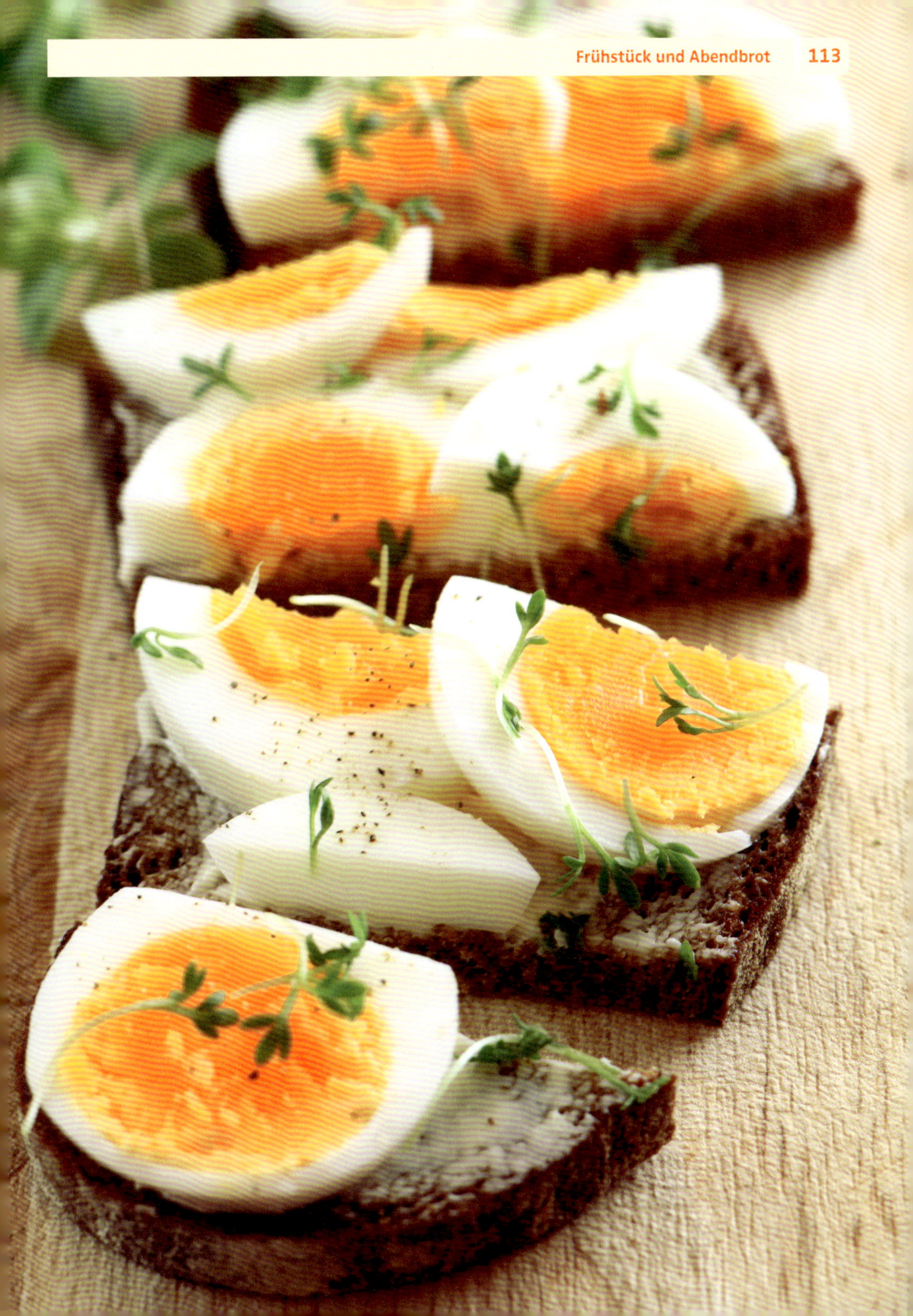

Knäckebrot mit Hüttenkäse

Pro 100 g
9 g
Eiweiß

Zubereitungszeit: 5 Minuten
Eine Portion enthält: 130 kcal,
17 g Eiweiß, 10 g Fett,
18 g Kohlenhydrate

Zutaten für 1 Portion

1–2 Scheiben Vollkornknäckebrot
5 g Butter
120 g körniger Hüttenkäse
3 Radieschen
1 TL Schnittlauchröllchen

Zubereitung

1 Das Knäckebrot dünn mit Butter bestreichen, den Hüttenkäse dick darauf streichen.

2 Grün und Wurzel von den Radieschen schneiden, die Radieschen waschen und in dünne Scheiben schneiden. Die Radieschenscheiben und Schnittlauchröllchen auf den Hüttenkäse verteilen.

Knuspermüsli

Pro 100 g
8,2 g
Eiweiß

Zubereitungszeit: 10 Minuten
Eine Portion enthält: 190 kcal,
15 g Eiweiß, 4 g Fett, 22 g Kohlenhydrate

Zutaten für 2 Portionen

1 TL Butter
40 g großblättrige Haferflocken
etwas Zimt
100 g Magerquark
100 g Skyr
2 EL kohlensäurehaltiges Wasser
1 EL Honig
100 g Himbeeren

Zubereitung

1 Die Butter in einer beschichteten Pfanne schmelzen, die Haferflocken darin anrösten und mit Zimt bestäuben.

2 Den Magerquark mit Skyr, Wasser und Honig verrühren. Die Himbeeren abbrausen und trocken tupfen.

3 Die Quarkcreme, die gerösteten Haferflocken und die Himbeeren in zwei kleine Gläser einschichten.

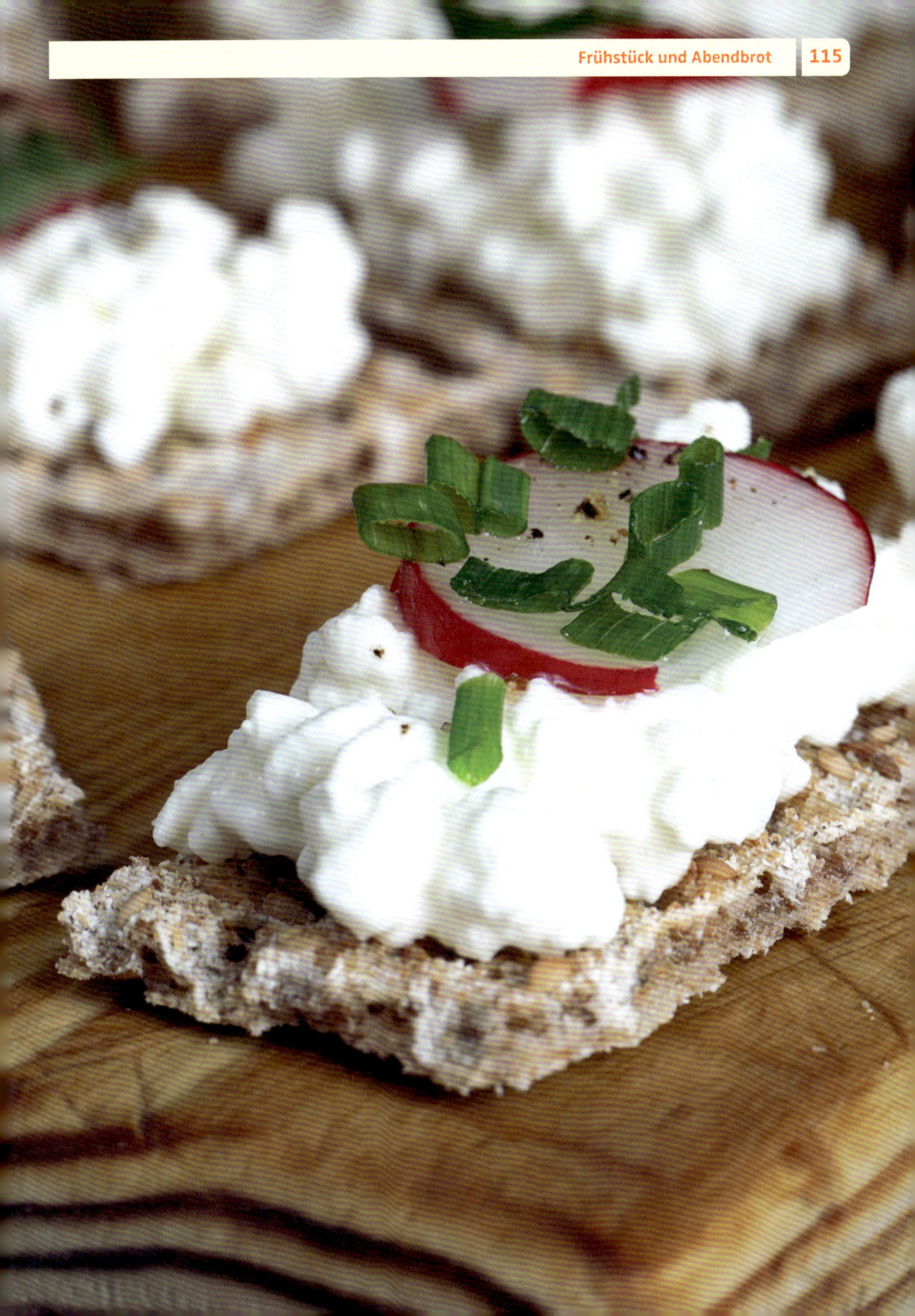

Pro 100 g
12 g
Eiweiß

Zubereitungszeit: 10 Minuten
Ein Stück enthält: 160 kcal, 13 g Eiweiß, 12 g Fett, 1 g Kohlenhydrate

Zutaten für 3 Portionen

150 g geräucherter Lachs in Scheiben
60 g Blumenkohlröschen
40 g Gurke
1 Radieschen
45 g Frischkäse
1 TL Meerrettich
3 Dillspitzen zum Dekorieren
Salz
bunter Pfeffer aus der Mühle

Gefüllte Lachsblüten

Zubereitung

1 Den Lachs in drei breite Streifen schneiden. Je zu einer Spirale formen, die in Servierlöffel gesetzt werden.

2 Das Gemüse waschen und putzen, die Blumenkohlröschen in Scheiben schneiden, Gurke und Radieschen in feine Streifen oder Würfel schneiden.

3 Den Frischkäse mit Meerrettich, Salz und Pfeffer verrühren. Das Gemüse zur Hälfte unterrühren, in die Mitte der Lachsblüten geben. Das restliche Gemüse dekorativ darauf verteilen und mit Dillspitzen dekorieren.

TIPP Falls Ihnen Meerrettich zu scharf ist, benutzen Sie mehr frischen Dill oder auch milden Senf.

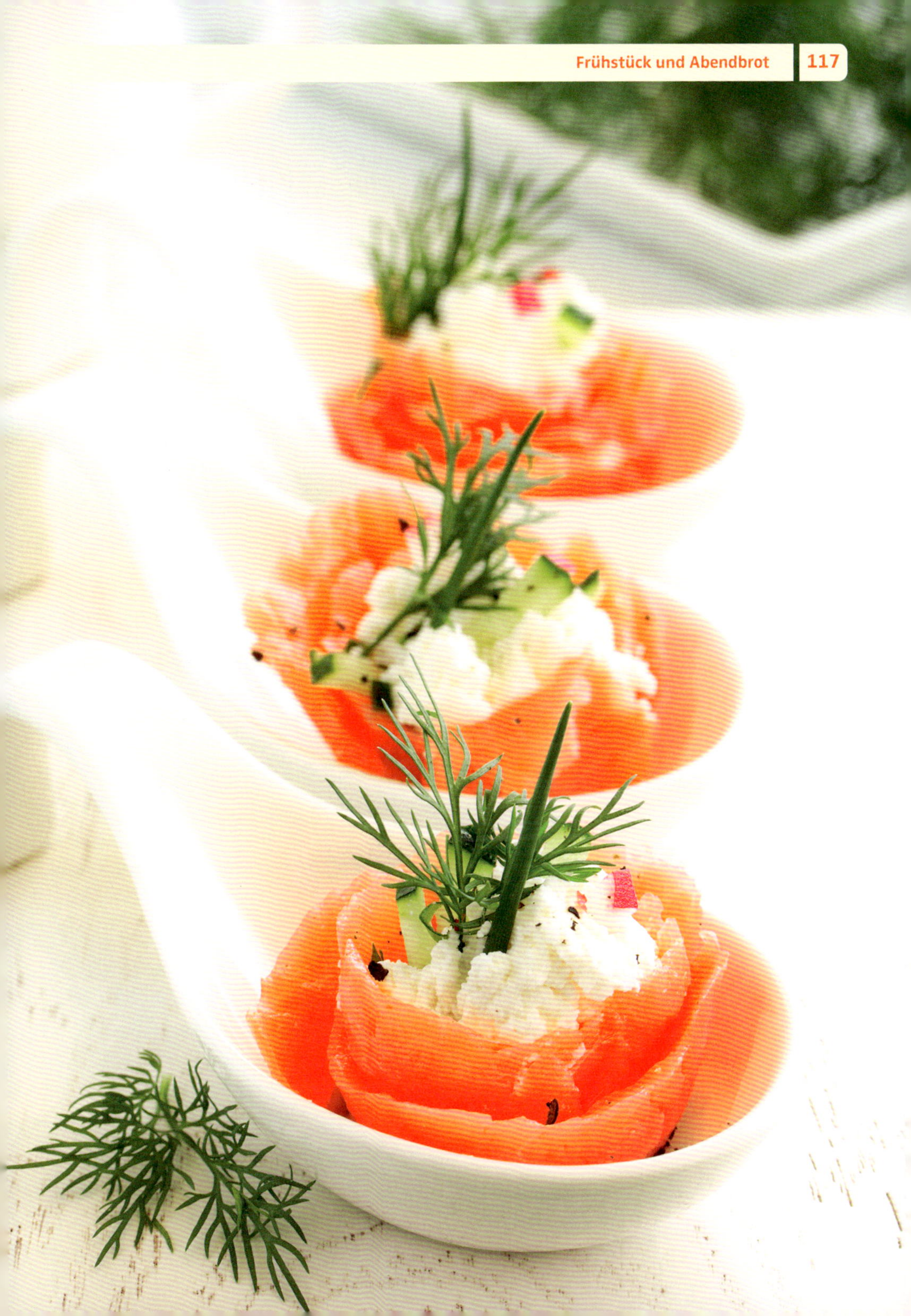

DIPS UND PASTEN

Pro 100 g
6,5 g
Eiweiß

Zubereitungszeit: 10 Minuten
Ziehzeit: 15 Minuten
Eine Portion enthält: 115 kcal,
10 g Eiweiß, 6 g Fett, 6 g Kohlenhydrate

Zutaten für 4 Portionen

½ Salatgurke
Salz
1 Knoblauchzehe
250 g Magerquark
150 g Naturjoghurt (1,5 % Fett)
2 EL Olivenöl
Pfeffer

Tzatziki

Zubereitung

1 Die Gurke waschen, schälen, fein raspeln und mit Salz bestreuen. 15 Minuten stehen lassen, dann ausdrücken.

2 Inzwischen die Knoblauchzehe schälen und fein hacken. Quark, Joghurt und Knoblauch zusammen mit den Gurkenraspeln in einer Schüssel verrühren. Alles mit Olivenöl, Salz und Pfeffer abschmecken.

TIPP Mit fein gehackter Minze schmeckt das Tzatziki noch erfrischender. Den Knoblauch können Sie auch weglassen, wenn Sie ihn nicht gut vertragen.

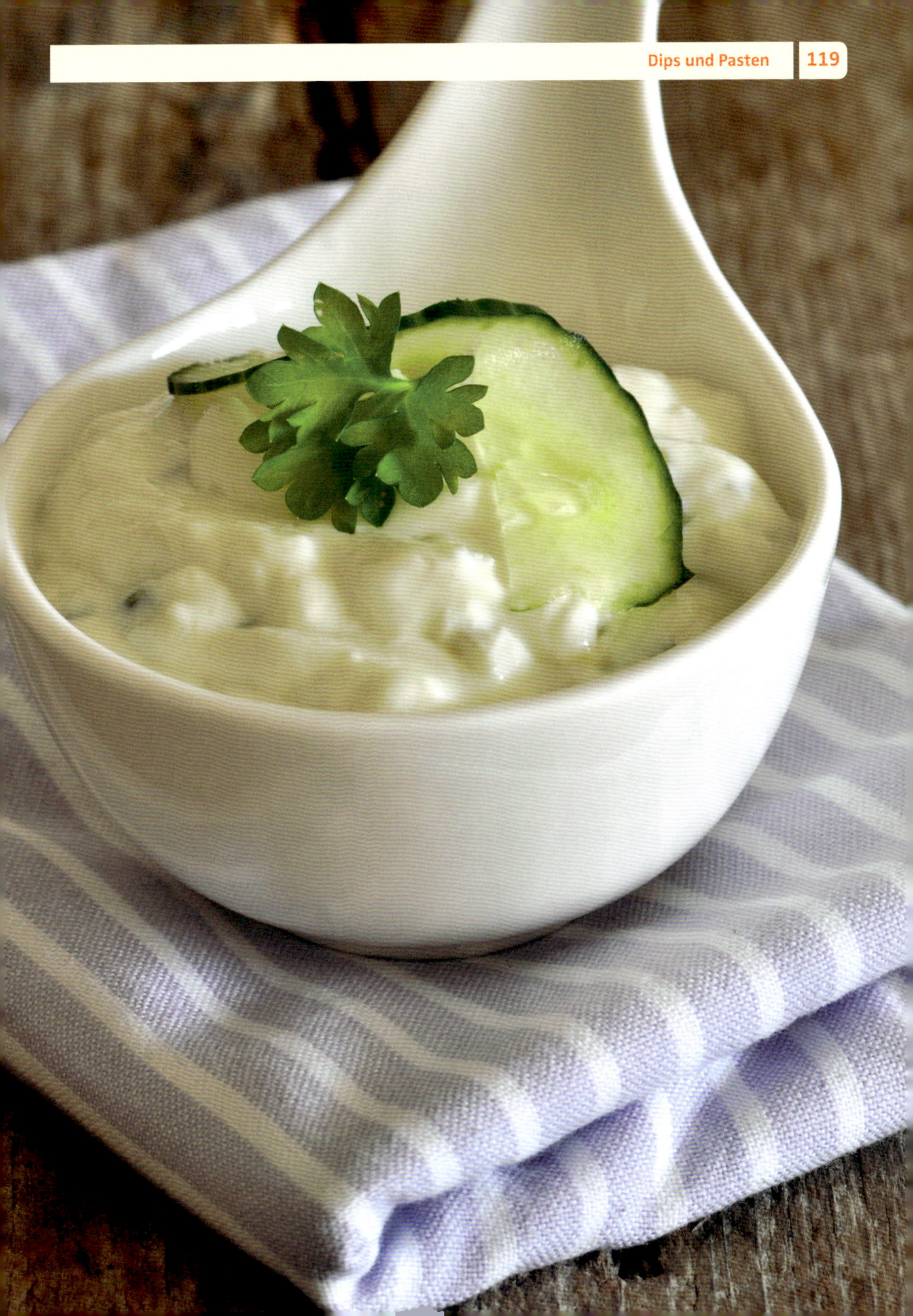

Pro 100 g
6 g
Eiweiß

Zubereitungszeit: 10 Minuten
Eine Portion enthält: 150 kcal, 8 g Eiweiß, 9 g Fett, 8 g Kohlenhydrate

Für 4 Portionen

2 rote Spitzpaprika
1 Knoblauchzehe
50 g Walnüsse
200 g Skyr
½ TL Salz
1 TL Paprika, edelsüß

Walnuss-Paprika-Paste

Zubereitung

1 Paprikaschoten putzen, die Kerne gründlich entfernen und die Paprika grob hacken. Die Knoblauchzehe abziehen und grob hacken.

2 Die Walnüsse zusammen mit den Paprikaschoten und dem Knoblauch in einen Universalzerkleinerer geben und fein hacken.

3 Den Skyr unterrühren und mit Salz und Paprika abschmecken.

TIPP Statt mit Brot und Gemüsesticks versuchen Sie den Dip doch mal mit kurz gebratenem Schweinefilet. So kommen Sie auf viel Eiweiß bei kleiner Menge. Den Knoblauch können Sie gern gegen 1 TL Kräuter der Provence tauschen.

Pro 100 g
10,2 g
Eiweiß

Zubereitungszeit: 10 Minuten
Eine Portion enthält: 140 kcal, 10 g Eiweiß, 4 g Fett, 16 g Kohlenhydrate

Zutaten für 2 Portionen

50 g getrocknete Datteln
1 kleine Knoblauchzehe
200 g körniger Frischkäse
etwas Salz
½ TL Curry

Curry-Dattel-Dip

Zubereitung

Die Datteln grob schneiden, den Knoblauch abziehen und hacken. Alle Zutaten in einen Mixer geben und zu einer homogenen Paste pürieren.

TIPP Mal ein anderer Geschmack: leicht süßlich-orientalisch. Schmeckt am besten zu Gemüsesticks. Doch auch auf Eiweiß- und Vollkornbrot ist der Dip ein leckerer Belag.

Auberginen-Tofu-Aufstrich

Pro 100 g
7,1 g
Eiweiß

Zubereitungszeit: 15 Minuten
Eine Portion enthält: 80 kcal, 6 g Eiweiß, 5 g Fett, 3 g Kohlenhydrate

Zutaten für 6 Portionen

175 g Aubergine
175 g Räuchertofu
1 große Zwiebel
2 Knoblauchzehen
2 EL Olivenöl
2 EL Tomatenmark
1 EL Zitronensaft
Sojasoße
Pfeffer
Kräuter der Provence

Zubereitung

1 Die Aubergine und den Tofu in ca. ½ cm dicke Scheiben schneiden. Die Zwiebel vierteln und den Knoblauch halbieren.

2 Alles auf einem Backblech verteilen und im Backofen bei 220 °C mit der Grillfunktion auf der obersten Schiene von beiden Seiten 5 Minuten grillen.

3 Anschließend alles in eine Schüssel geben. Öl, Tomatenmark und Zitronensaft dazugeben und mit dem Pürierstab fein pürieren. Den Aufstrich mit Sojasoße, Pfeffer und Kräutern der Provence abschmecken.

TIPP Statt Aubergine und Tofu im Backofen zu grillen, können Sie die Zutaten in einer Pfanne mit 1 TL Öl anbraten und bei geschlossenem Deckel und zurückgeregelter Temperatur weich garen.

Erfrischende Feta-Frischkäse-Paste

Pro 100 g
12,6 g
Eiweiß

Zubereitungszeit: 10 Minuten
Eine Portion enthält: 230 kcal, 11 g Eiweiß, 20 g Fett, 1 g Kohlenhydrate

Zutaten für 3 Portionen

150 g fettarmer Feta
2 EL Olivenöl
80 g körniger Frischkäse
1–2 EL Zitronensaft
bunter Pfeffer aus der Mühle (4 Umdrehungen)

Zubereitung

Den Feta zerbröseln und mit Olivenöl und Frischkäse zu einer homogenen Masse pürieren. Mit Zitronensaft und Pfeffer würzen.

TIPP Um den Dip fettärmer anzurühren, können Sie aufs Öl verzichten. Doch Olivenöl und Rapsöl sind gesunde Fette und sollten in Ihrer Ernährung in moderaten Mengen vorkommen.
Sie können auch 2 Zweige fein gehackte Minzblättchen und/oder eine fein gehackte Knoblauchzehe unter die Paste rühren, wenn Sie es gut vertragen.

Quark-Senf-Mayonnaise

Pro 100 g
10,7 g
Eiweiß

Zubereitungszeit: 15 Minuten
Das ganze Rezept enthält: 1550 kcal, 71 g Eiweiß, 133 g Fett, 17 g Kohlenhydrate

Zutaten für 1 großes Glas von 800 ml

1 Eigelb (Zimmertemperatur)
½ TL Salz
1 EL Senf
125 ml Rapsöl
1 EL Zitronensaft (alternativ Essig)
bis zu 500 g Magerquark
Salz
weißer Pfeffer

Zubereitung

1 Das Eigelb mit Salz und Senf cremig rühren. Die erste Hälfte des Öls tröpfchenweise ganz langsam mithilfe eines Rührgeräts unterrühren, bis die Masse dick und sämig wird. Dann ein wenig Zitronensaft hinzufügen und verrühren und das restliche Öl einrühren.

2 Die Mayonnaise mit Magerquark strecken: den Quark einrühren und alles mit Salz, Pfeffer und Senf abschmecken.

TIPP Hier wird mit frischem Ei gearbeitet, daher gehören die Mayonnaise sowie Gerichte mit Mayonnaise in den Kühlschrank.

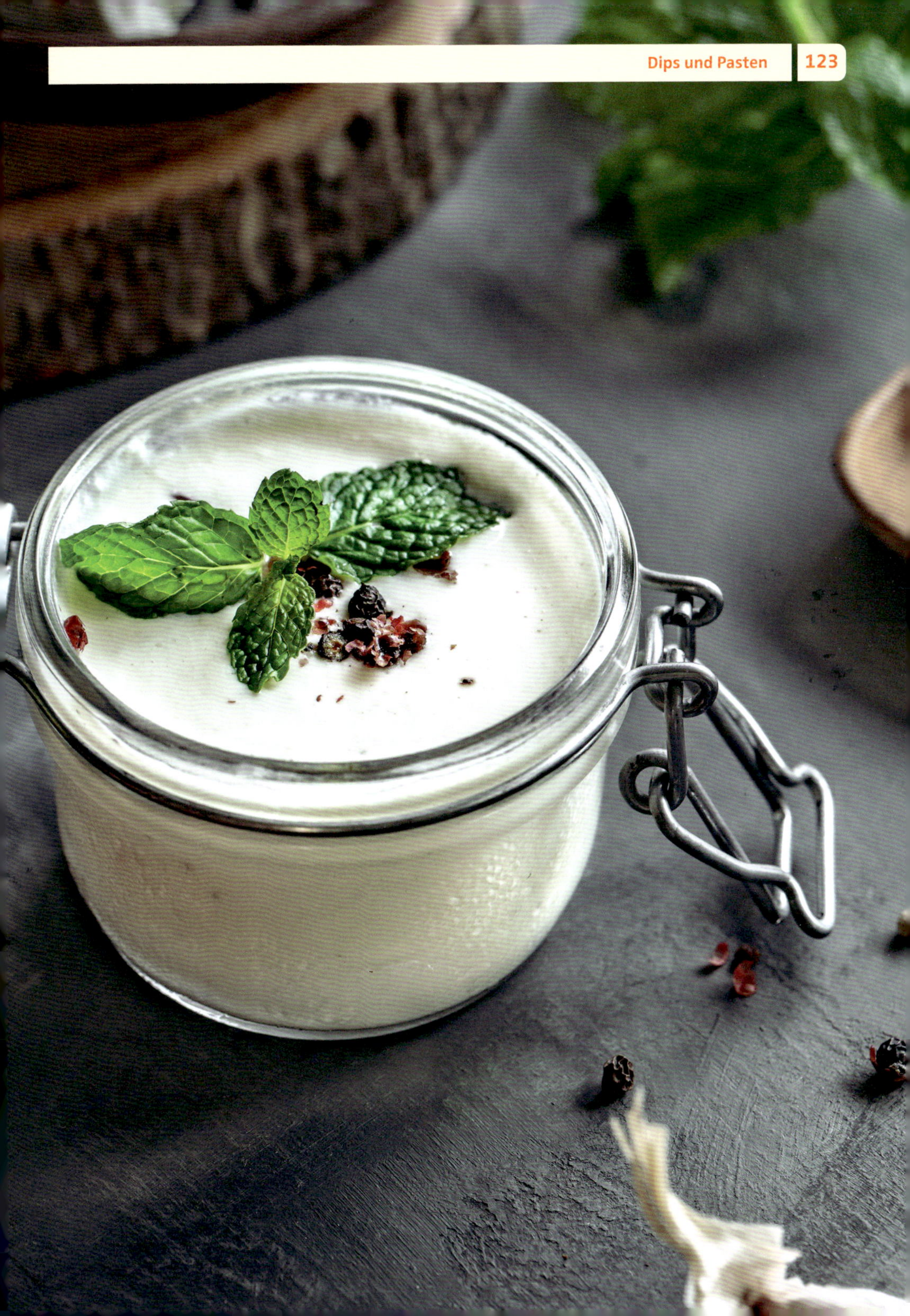

Möhren-Quark-Dip

Pro 100 g
8 g
Eiweiß

Zubereitungszeit: 15 Minuten
Eine Portion enthält: 120 kcal, 12 g Eiweiß, 5 g Fett, 6 g Kohlenhydrate

Zutaten für 4 Portionen

2 Möhren
½ Bund Schnittlauch
250 g Magerquark
100 g Skyr
2 EL Rapsöl
¼ TL Salz
weißer Pfeffer

Zubereitung

1 Die Möhren waschen und putzen und auf der Gemüseraspel raspeln. Den Schnittlauch waschen, trocken tupfen und in feine Röllchen schneiden.

2 Die fein gehackten Zutaten mit Quark, Skyr und Rapsöl verrühren. Mit Salz und Pfeffer abschmecken.

TIPP Der Quark-Möhrendip schmeckt sowohl aufs Brot als auch zu zwei kleinen Pellkartoffeln.
Anstelle von Möhren und Schnittlauch sind auch Radieschen mit 1 TL Senf und fein gehackter Petersilie sehr lecker.

Hummus (Kichererbsenpaste)

Pro 100 g
13 g
Eiweiß

Zubereitungszeit: 25 Minuten
Eine Portion enthält: 230 kcal, 9 g Eiweiß, 21 g Fett, 17 g Kohlenhydrate

Zutaten für 6 Portionen

480 g Kichererbsen (Dose)
50 g Sesampaste
6 EL Zitronensaft
3 EL Olivenöl
Paprika, edelsüß
Pfeffer
Salz

Zubereitung

1 Die Kichererbsen abgießen und mit 4 EL Dosenwasser in einen Mixbecher geben. Sesampaste, Zitronensaft und Olivenöl hinzufügen und alles mit dem Pürierstab zu einer geschmeidigen Paste pürieren.

2 Mit Paprika, Pfeffer und Salz würzen. In einem gut verschließbaren Gefäß in den Kühlschrank geben und innerhalb von 4–5 Tagen aufbrauchen.

TIPP Das Hummus lässt sich nicht nur aufs Brot streichen, sondern passt auch zu Gemüsesticks.

Forellenpaste

Pro 100 g
16,1 g
Eiweiß

Zubereitungszeit: 10 Minuten
Eine Portion enthält: 60 kcal, 10 g Eiweiß, 1 g Fett, 1 g Kohlenhydrate

Zutaten für 2 Portionen

80 g geräuchertes Forellenfilet
3 EL Skyr
1 EL Zitronensaft
1 TL Senf
1 Prise Salz
weißer Pfeffer

Zubereitung

Das Forellenfilet grob hacken und in eine Schüssel geben. Skyr, Zitronensaft und Senf dazugeben und alles mit einem Pürierstab pürieren. Mit Salz und Pfeffer abschmecken.

TIPP Heben Sie unter die Paste 1 TL Kapern oder grünen Pfeffer.

Leberwurstpaste

Pro 100 g
13,6 g
Eiweiß

Zubereitungszeit: 10 Minuten
Eine Portion enthält: 110 kcal, 9 g Eiweiß, 8 g Fett, 1 g Kohlenhydrate

Zutaten für 3 Portion

80 g Leberwurst
100 g Magerquark
1 kleine Essiggurke
1 TL Tomatenmark
¼ TL Salz
weißer Pfeffer
etwas Majoran

Zubereitung

1 Die Leberwurst mit dem Quark zu einer homogenen Masse rühren. Die Essiggurke ganz fein würfeln und mit dem Tomatenmark unter die Paste rühren.

2 Die Paste mit Salz, Pfeffer und Majoran abschmecken. Im Kühlschrank aufbewahren und innerhalb von 4 Tagen verzehren.

WARMES ZU MITTAG ODER ABEND

Pro 100 g
11,3 g
Eiweiß

Zubereitungszeit: 30 Minuten
Eine Portion enthält: 240 kcal,
28 g Eiweiß, 7 g Fett, 17 g Kohlenhydrate

Zutaten für 2 Portionen

1 EL Rapsöl
250 g tiefgekühlte Erbsen
60 ml Gemüsebrühe
2 EL Skyr
2 EL fein gehackte glatte Petersilie
Salz
weißer Pfeffer
150 g Hähnchenbrustfilet
Paprika, edelsüß

Hähnchenbrust mit Erbsenpüree

Zubereitung

1 1 TL Rapsöl in einem kleinen Topf erhitzen. Die Erbsen darin leicht andünsten. Gemüsebrühe angießen und zugedeckt bei mittlerer Hitze etwa 6 Minuten weich dünsten.

2 Mit einem Pürierstab grob pürieren. Skyr und Petersilie unterrühren. Mit Salz und Pfeffer abschmecken.

3 Die Hähnchenbrust waschen, trocken tupfen und mit Salz, Pfeffer und Paprika würzen. Das restliche Öl in einer beschichteten Pfanne erhitzen, die Hähnchenbrustfilets von allen Seiten anbraten. In der geschlossenen Pfanne garen, bis das Fleisch weich ist.

4 Die Hähnchenbrust aufschneiden und mit dem Erbsenpüree servieren.

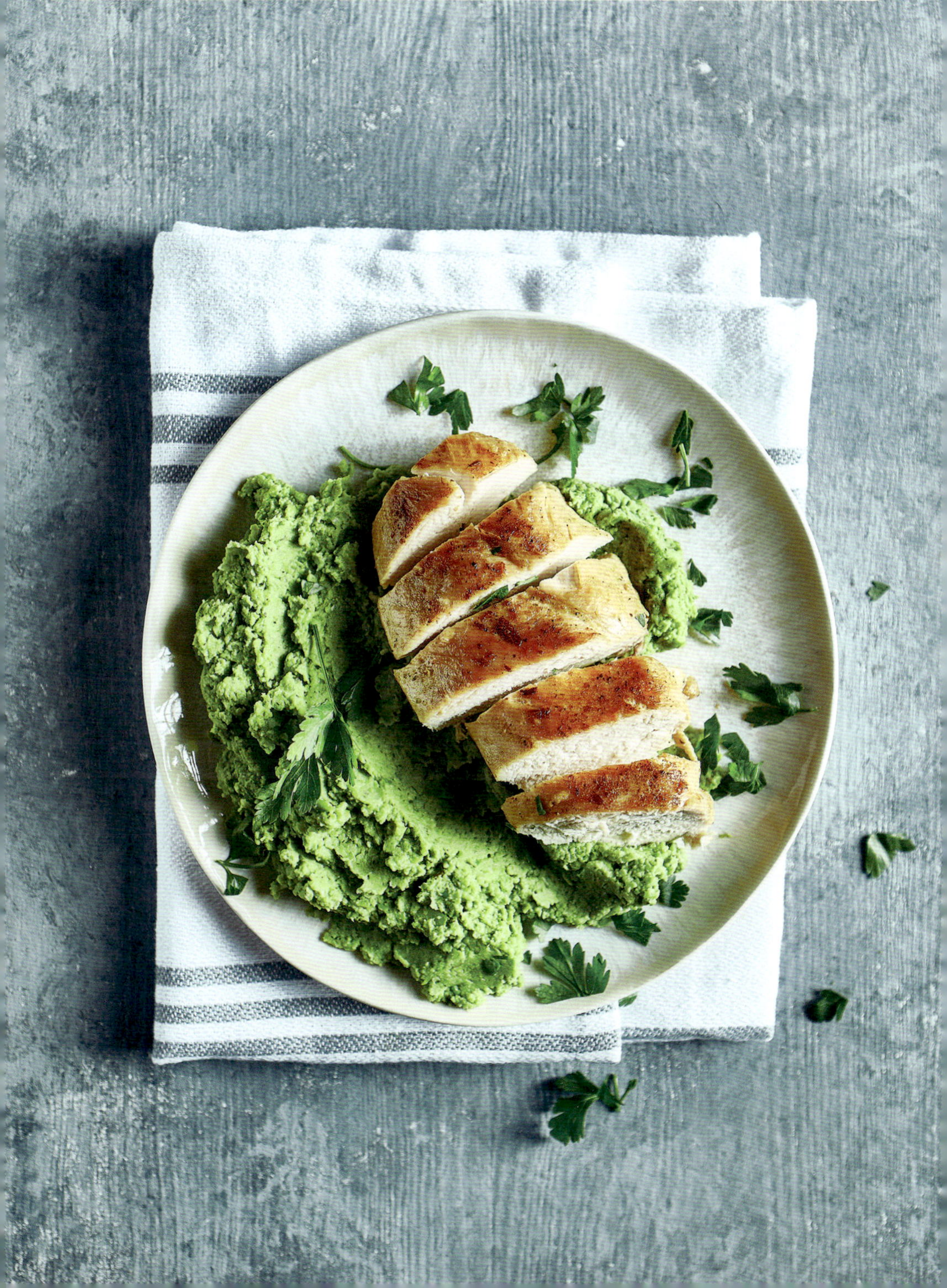

Pro 100 g
20,1 g
Eiweiß

Zubereitungszeit: 15 Minuten
Eine Portion enthält: 110 kcal,
13 g Eiweiß, 6 g Fett, 0 g Kohlenhydrate

Zutaten für 3 Spieße

150 g Hähnchenbrustfilet
Salz
Paprika, edelsüß
Currypulver
1 TL Olivenöl

Hähnchenspieße in Quark-Senf-Mayonnaise

Zubereitung

1 Das Hähnchenbrustfilet abbrausen, trocken tupfen und in mundgerechte Stücke schneiden und auf Spieße stecken. Salz, Paprika und Curry mischen und die Spieße darin wälzen.

2 Das Öl in einer Grillpfanne erhitzen und das Fleisch von allen Seiten 3 Minuten braten.

3 Bereiten Sie die Quark-Senf-Mayonnaise wie auf Seite 122 beschrieben zu und reichen Sie sie zu den Spießen.

TIPP Die Hähnchenspieße können Sie mit 30 g der Quark-Senf-Mayonnaise (siehe unten) genießen. Da diese Mayonnaise sehr viel Magerquark und wenig Fett enthält, ist sie ideal.

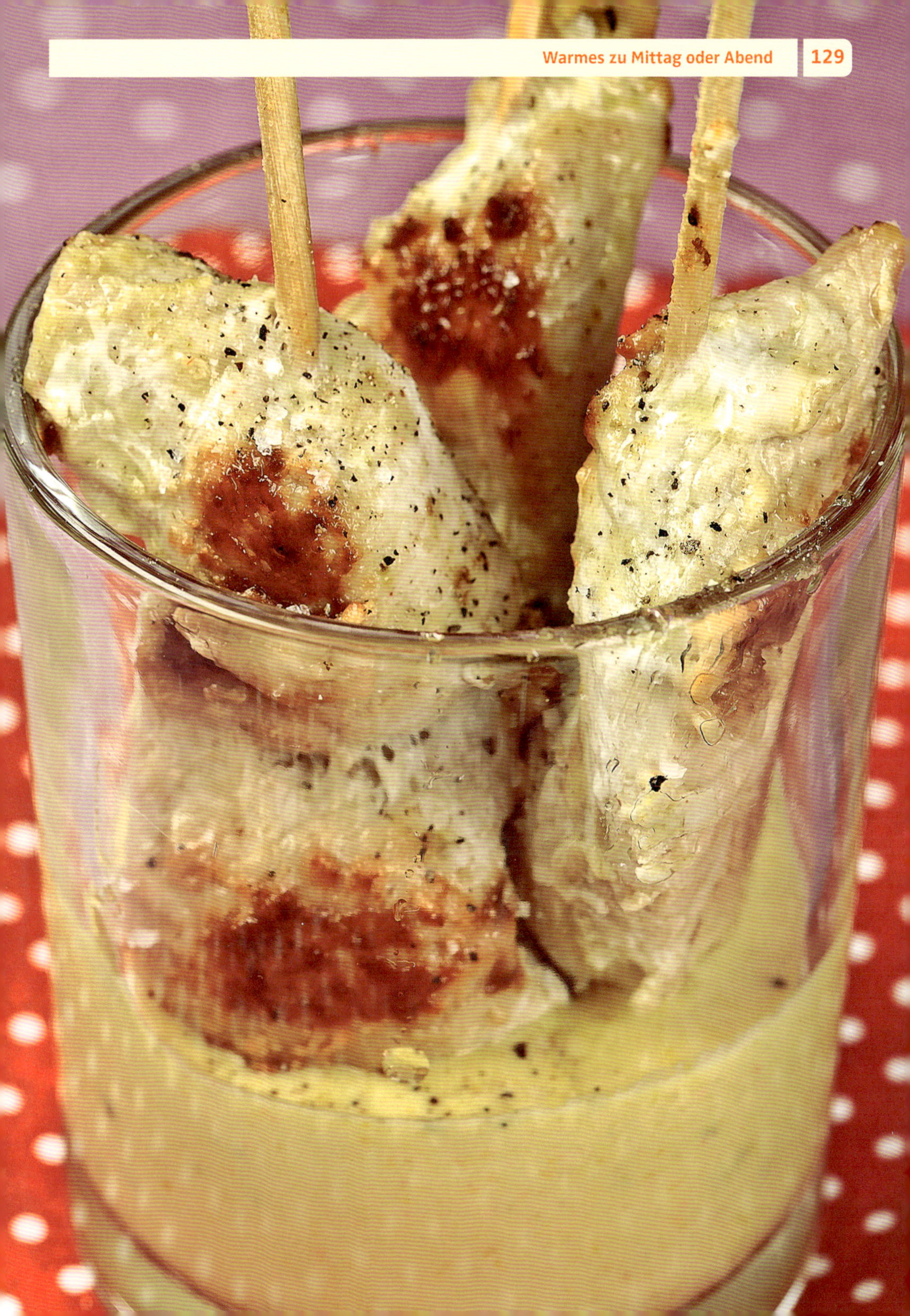

Scharfe Schweinemedaillons im Katenschinkenmantel

Pro 100 g
21,9 g
Eiweiß

Zubereitungszeit: 20 Minuten
Eine Portion enthält: 80 kcal, 11 g Eiweiß, 4 g Fett, 0 g Kohlenhydrate

Zutaten für 3 Portionen

120 g Schweinefilet
20 g Katenschinken, dünn geschnitten
Salz
Pfeffer
Chiliflocken
1 TL Olivenöl

Zubereitung

1 Das Schweinfilet abbrausen, trocken tupfen und in 3 Medaillons schneiden. Die Schinkenscheiben in Streifen schneiden, um die Medaillons wickeln und mit einem kleinen Holzspieß befestigen. Mit Salz, Pfeffer und Chiliflocken würzen.

2 Eine Grillpfanne mit Öl bestreichen und die Medaillons von beiden Seiten etwa 3 Minuten braten.

TIPP Die Schweinefilets lassen sich auch auf Holzkohle prima grillen. Dazu ein Esslöffel Kartoffeln und ein klein bisschen Tomaten- oder Gurkensalat, und die Mahlzeit ist perfekt.

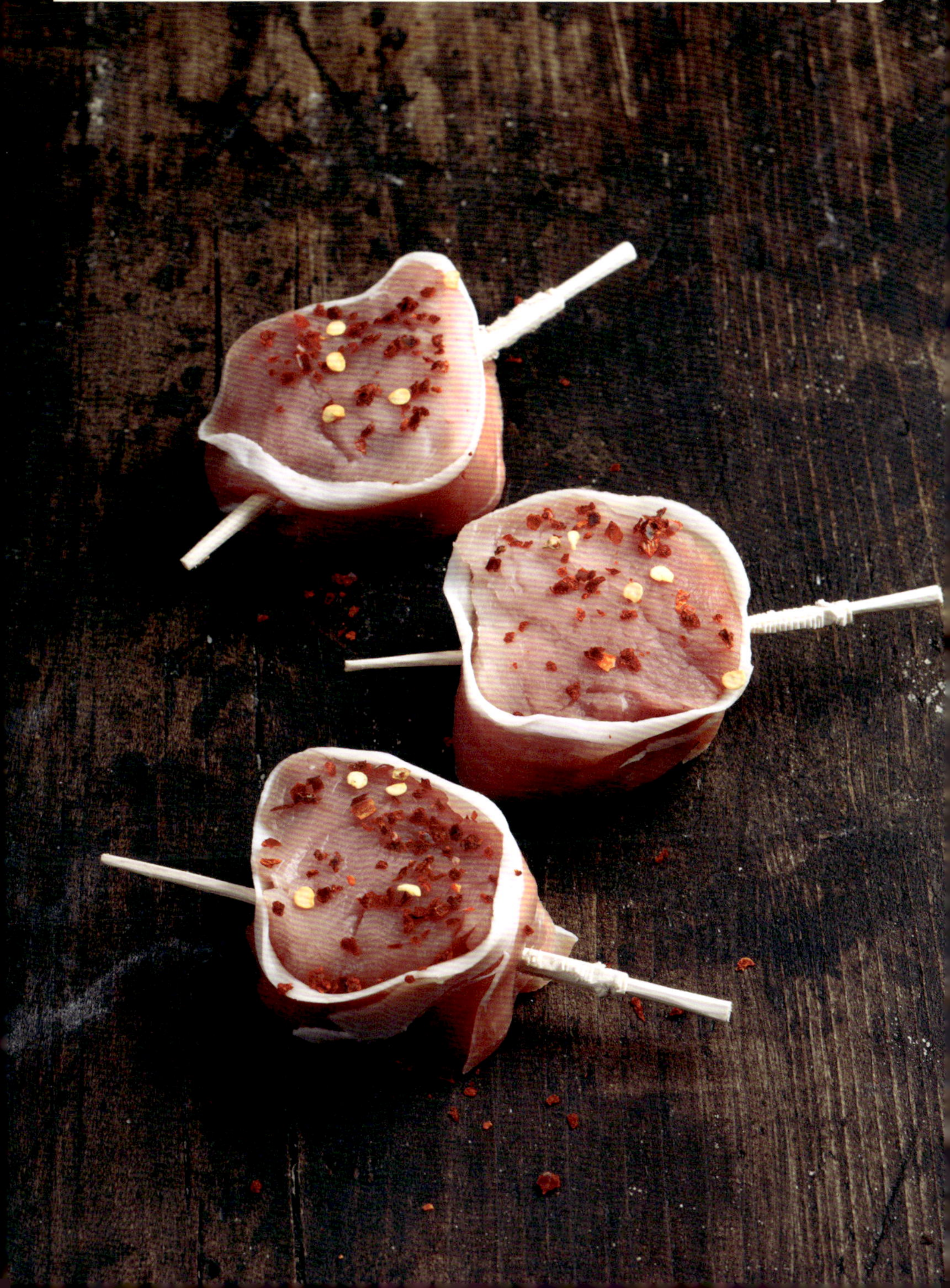

Pro 100 g
6,4 g
Eiweiß

Zubereitungszeit: 30 Minuten
Eine Portion enthält: 130 kcal,
16 g Eiweiß, 4 g Fett, 6 g Kohlenhydrate

Zutaten für 4 Portionen

250 g Schweinefilet
etwas Salz
schwarzer Pfeffer
1 Zweig Rosmarin
1 Aubergine
1 rote Paprika
1 EL Olivenöl
400 g geschälte Tomaten (Dose)
1 EL Kräuter der Provence

Schweinefilet mit Ratatouille

Zubereitung

1 Das Schweinefilet abbrausen, trocken tupfen, von Sehnen befreien, salzen und pfeffern. Eine Pfanne mit Öl auspinseln und das Fleisch am Stück von allen Seiten anbraten. Einen Zweig Rosmarin dazugeben. Den Deckel auf die Pfanne legen und etwa 30 Minuten garen.

2 Die Aubergine waschen, längs halbieren und in Scheiben schneiden. Die Paprika waschen, putzen und in mundgerechte Würfel schneiden.

3 Das Olivenöl in einem Topf erhitzen, Aubergine und Paprika darin andünsten. Die Tomaten zerkleinern, zusammen mit dem Saft hinzugeben. Die Kräuter hinzufügen und alles etwa 10 Minuten einkochen lassen. Zum Schluss mit Salz und Pfeffer würzen.

TIPP Fleisch im Ganzen gegart ist weniger zäh und fest als kurz gebratenes Fleisch. Der Nachteil ist, dass Sie, wenn Sie Single sind, sehr viel Fleisch auf einmal garen.

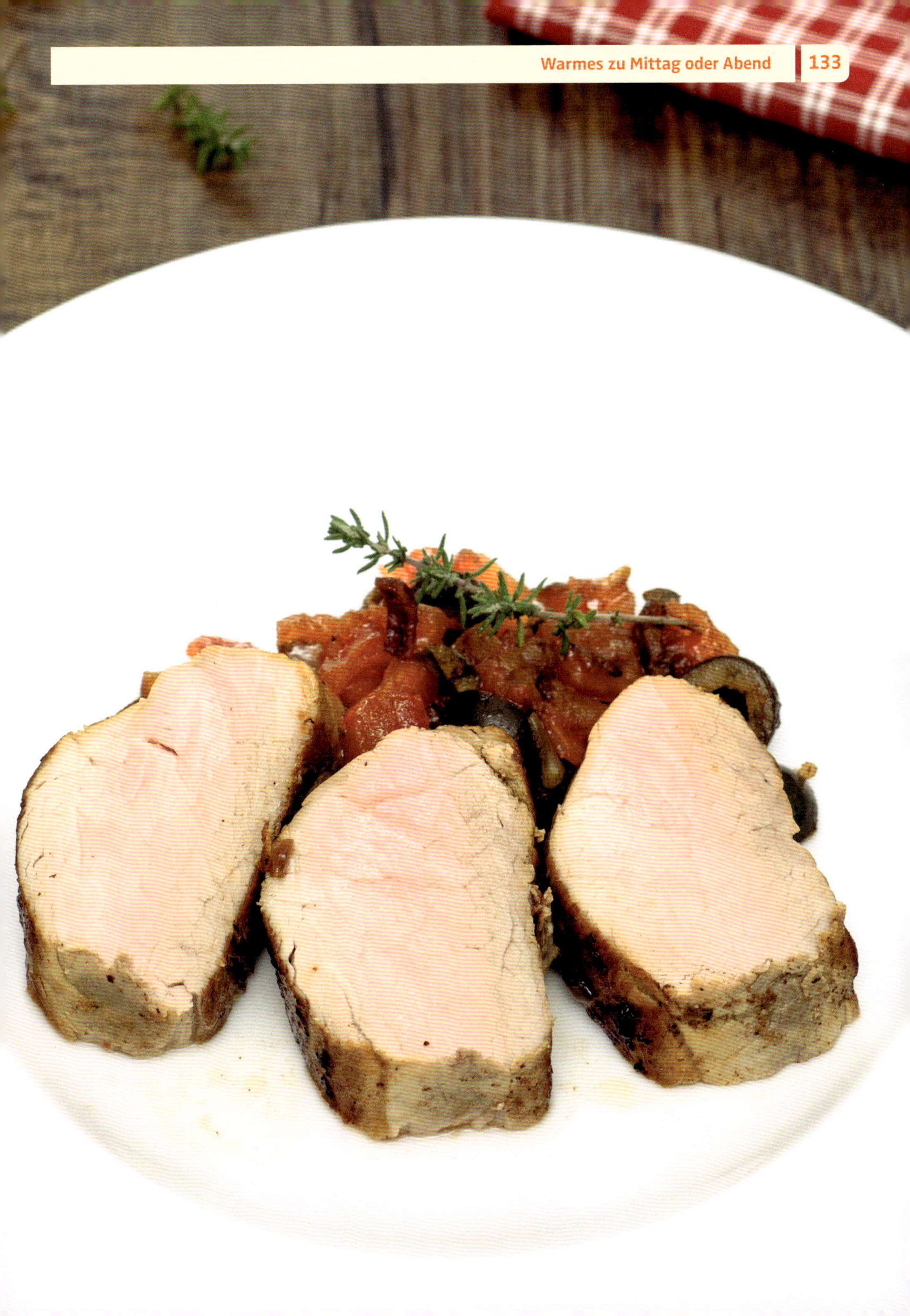

Pro 100 g
15,3 g
Eiweiß

Zubereitungszeit: 25 Minuten
Eine Portion enthält: 360 kcal,
33 g Eiweiß, 14 g Fett,
24 g Kohlenhydrate

Zutaten für 2 Portionen

100 g TK-Blattspinat
200 g Putenbrustfilet
1 kleines Stück Ingwer (1 cm)
1 Knoblauchzehe
50 g Mie-Nudeln
1 EL Rapsöl
1 TL mildes Curry
2 EL Sojasoße
Pfeffer
30 g Cashewkerne

Asia-Wok mit gebratener Pute

Zubereitung

1 Den Spinat antauen lassen, anschließend ausdrücken und grob hacken. Die Putenbrust kalt abbrausen, trocken tupfen und in Streifen schneiden. Ingwer und Knoblauch schälen und fein hacken.

2 Die Nudeln nach Packungsangabe garen, abgießen und abtropfen lassen. Das Öl in einer großen Pfanne oder einem Wok erhitzen und die Putenstreifen von allen Seiten goldgelb anbraten. Mit Curry bestäuben.

3 Ingwer und Knoblauch mitbraten und alles mit Sojasoße und Pfeffer würzen. Herausnehmen und beiseitestellen.

4 Die Cashewkerne grob hacken. Die Nudeln in derselben Pfanne anbraten. Spinat, Cashewkerne und Fleisch hinzufügen und unter Rühren etwa 3 Minuten braten. Zum Schluss mit Sojasoße und Pfeffer abschmecken.

Ofen-Feta mit Paprikagitter

Pro 100 g
14,8 g
Eiweiß

Zubereitungszeit: 10 Minuten
Backzeit: 10–15 Minuten
Eine Portion enthält: 180 kcal, 15 g Eiweiß, 13 g Fett, 2 g Kohlenhydrate

Zutaten für 2 Portionen

150 g Feta
1 TL Kräuter der Provence
je ¼ rote und gelbe Paprika
10 Pinienkerne
1 TL Olivenöl

Zubereitung

1 Den Backofen auf 190 °C vorheizen. Den Feta rundherum mit Kräutern der Provence bestreuen. Beide Paprika in schmale Streifen schneiden.

2 Eine Auflaufform mit Olivenöl einfetten. Den Feta gittermusterartig mit den Paprikastreifen belegen und die Pinienkerne in die Zwischenräume setzen. Im Ofen ca. 10–15 Minuten backen.

Pro 100 g
8,9 g
Eiweiß

Zubereitungszeit: 25 Minuten
Eine Portion enthält: 255 kcal, 24 g Eiweiß, 12 g Fett, 12 g Kohlenhydrate

Zutaten für 2 Portionen

1 TL Kapern
1 EL Zitronensaft
1 EL Rapsöl
2 Möhren
4 kleine Kalbsschnitzel à 50 g
Salz
schwarzer Pfeffer aus der Mühle
4 Blätter Salbei
2 Scheiben Parmaschinken
1 TL Mehl
100 g tiefgefrorene Stangenbohnen
1 EL Olivenöl

Saltimbocca mit Bohnen und Möhrensalat

Zubereitung

1 Die Kapern mit einer Gabel zerdrücken. Zitrone und Rapsöl dazugeben und mit Salz und Pfeffer zu einem Dressing aufschlagen.

2 Die Möhren waschen, putzen und fein raspeln. Das Dressing über die Möhren geben und kurz ziehen lassen.

3 Die Kalbsschnitzel waschen, trocken tupfen und mit Salz und Pfeffer würzen, mit je einem Salbeiblatt und jeweils ½ Scheibe Parmaschinken belegen und mit einen Holzspießchen feststecken. Mit etwas Mehl bestäuben.

4 In einer beschichteten Pfanne das Olivenöl erhitzen und darin die Kalbsschnitzel von beiden Seiten kurz braten. Herausnehmen und im Ofen abgedeckt bei 100 °C warm stellen.

5 Die Stangenbohnen in leicht gesalzenem Wasser etwa 5–10 Minuten garen, abgießen, abschrecken und in der Pfanne im Öl schwenken.

6 Die Saltimbocca mit Bohnen und Möhrensalat servieren.

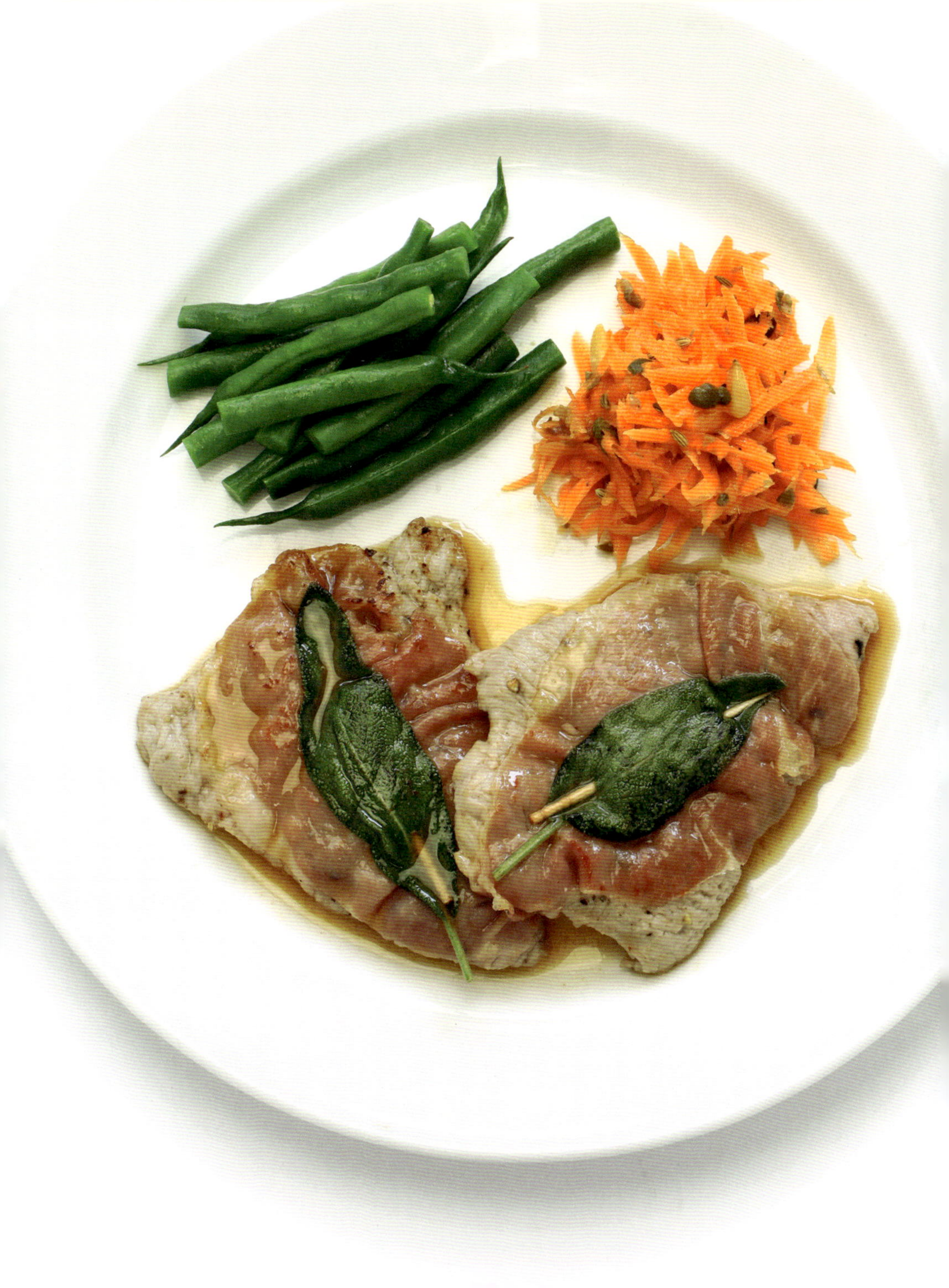

Pro 100 g
10 g
Eiweiß

Zubereitungszeit: 45 Minuten
Backzeit: 60 Minuten
Eine Portion enthält: 330 kcal, 26 g Eiweiß, 16 g Fett, 19 g Kohlenhydrate

Zutaten für 4 Portionen

2 Rote Bete
10 Perlzwiebeln
1 EL Rapsöl
1 kleine Zwiebel
1 Knoblauchzehe
1 Ei
500 g Rinderhackfleisch
1 TL Senf
3 EL Magerquark
Salz
Pfeffer
Paprika, edelsüß
1 EL Olivenöl
2 Scheiben Vollkorntoast

Frikadellen mit gegarter Roter Bete

Zubereitung

1 Die Rote Bete waschen und putzen (nicht schälen). Die Perlzwiebeln schälen. Ein Stück Alufolie mit Öl einpinseln. Das Gemüse darin einpacken und bei 180 °C etwa 60 Minuten (je nach Größe der Knollen) garen lassen.

2 Die Zwiebel und den Knoblauch abziehen und fein hacken. Zusammen mit Ei, Rinderhack, Senf, Magerquark, ½ TL Salz, Pfeffer und Paprika in eine Schüssel geben und zu einem homogenen Fleischteig kneten. Daraus 10 kleine Frikadellen formen.

3 Olivenöl in einer beschichteten Pfanne erhitzen und die Frikadellen von beiden Seiten etwa 10 Minuten braten.

4 Das Gemüse aus der Folie wickeln. Mit der Gabel eine Garprobe machen. Die Rote Bete schälen und in 1 cm breite Stifte schneiden.

5 Den Toast toasten und in Streifen schneiden und mit zwei Frikadellen, Rote Bete, Perlzwiebeln und Toaststreifen anrichten.

TIPP Pro Portion essen Sie zwei kleine Frikadellen. Die restlichen acht können Sie einfrieren und portionsweise aus dem Gefrierschrank nehmen und im Kühlschrank auftauen.

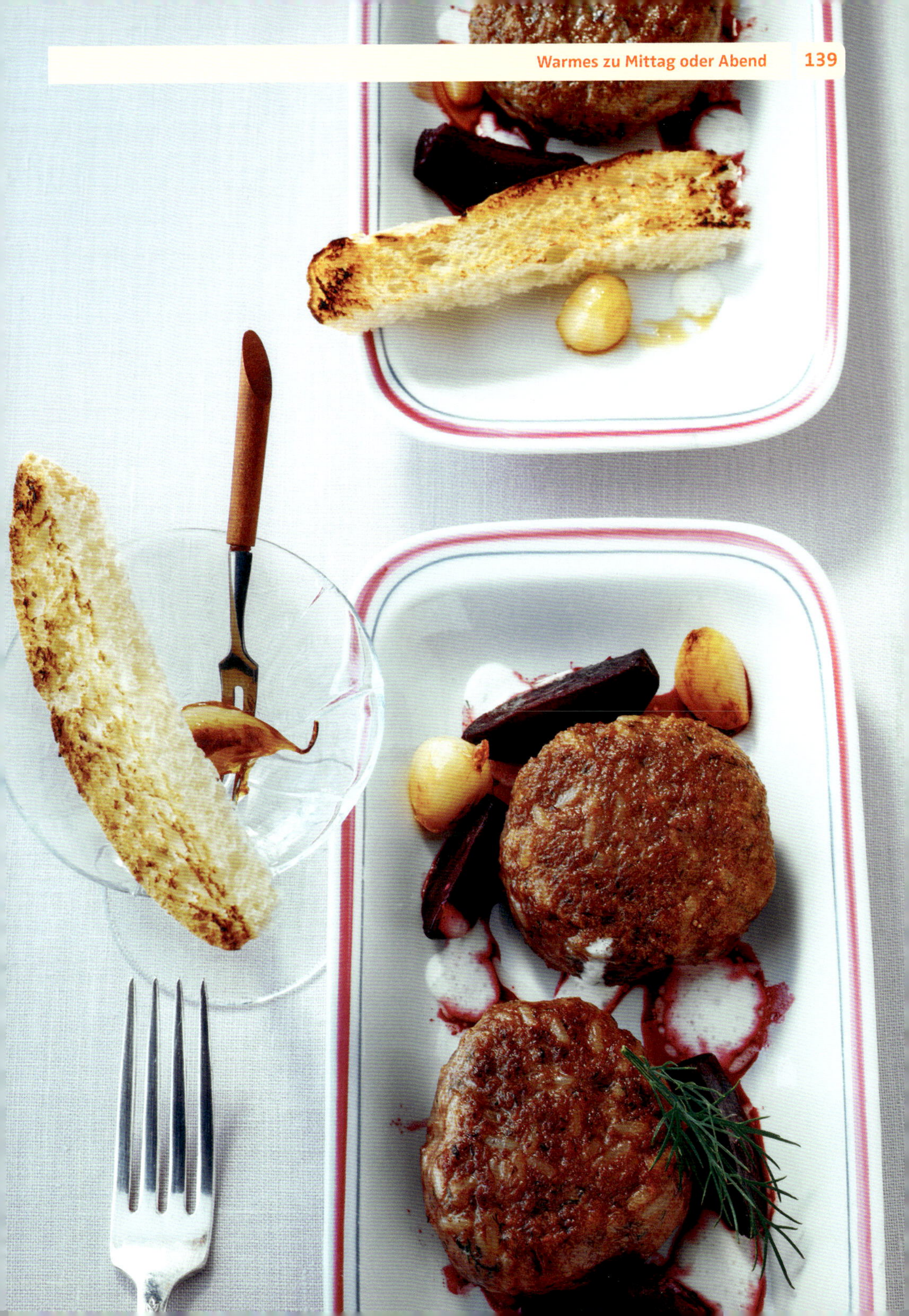

Pro 100 g
6,2 g
Eiweiß

Zubereitungszeit: 25 Minuten
Eine Portion enthält: 275 kcal,
22 g Eiweiß, 16 g Fett,
11 g Kohlenhydrate

Zutaten für 6 Portionen

2 Knoblauchzehen
1 Zwiebel
400 g gemischtes Hackfleisch
1 Ei
Salz
Pfeffer
Paprika, edelsüß
250 g Champignons
2 EL Olivenöl
800 g geschälte Tomaten (Dose)
250 ml Hühnerbrühe
½ TL Kreuzkümmel
einige Spritzer Tabasco
1 Dose Kidneybohnen (250 g Abtropfgewicht)

Mexikanischer Eintopf

Zubereitung

1 Knoblauch und Zwiebel abziehen und fein hacken. Das Hackfleisch mit dem Ei und jeweils der Hälfte an Knoblauch und Zwiebel verkneten. Mit Salz, Pfeffer und Paprika würzen. Aus dem Fleischteig walnussgroße Bällchen formen.

2 Die Champignons mit Küchenkrepp abreiben, putzen und in Scheiben schneiden. Öl in einem Topf oder einer Pfanne mit hohen Rand und Deckel erhitzen und die Hackbällchen darin rundherum anbraten. Aus dem Topf nehmen und beiseitestellen.

3 Den restlichen Knoblauch und die Zwiebel darin glasig dünsten und die Champignons hinzufügen. Alles anbraten.

4 Die Tomaten klein schneiden und mit dem Saft hinzufügen. Die Brühe angießen. Mit Salz, Pfeffer und Tabasco abschmecken.

5 Die Bohnen auf einem Sieb abgießen, abbrausen und abtropfen lassen. In die Suppe einrühren und einmal aufkochen. Zum Schluss die Hackbällchen hinzugeben und erwärmen. Erneut mit den Gewürzen und Tabasco abschmecken.

TIPP Kreuzkümmel erhöht die Verdaubarkeit von Hülsenfrüchten wie Kidneybohnen – bitte nicht als Gewürz vergessen. Auch dieser Eintopf lässt sich gut portionsweise einfrieren.

Schnitzelpfanne mit Brotwürfeln

Pro 100 g
15 g
Eiweiß

Zubereitungszeit: 20 Minuten
Eine Portion enthält: 270 kcal, 29 g Eiweiß, 13 g Fett, 10 g Kohlenhydrate

Zutaten für 2 Portionen

2 kleine Schweineschnitzel à 120 g
1 rote Zwiebel
1 Knoblauchzehe
3–5 Zweige Thymian
3–5 Stängel Salbei
1 unbehandelte Zitrone
2 Scheiben Vollkorntoastbrot
2 EL Olivenöl
Salz
Pfeffer

Zubereitung

1 Die Schnitzel abbrausen, trocken tupfen und in dünne Streifen schneiden. Zwiebel und Knoblauch abziehen und in Spalten schneiden.

2 Die Kräuter abbrausen, trocken schütteln, Blätter abzupfen. Die Zitrone heiß abwaschen und 1 TL Zitronenschale abreiben. Die Zitrone halbieren und auspressen, das Brot in 2 cm große Würfel schneiden.

3 In einer großen Pfanne 1 EL Öl erhitzen, das Fleisch darin anbraten und mit Salz und Pfeffer würzen. Zwiebel, Knoblauch und Kräuter kurz mitbraten. Alles herausnehmen.

4 1 EL Öl in dieselbe Pfanne geben, die Brotwürfel darin unter Wenden goldbraun braten. Die Zitronenschale hinzufügen. Das Fleisch untermengen und mit dem Zitronensaft übergießen, abschließend mit Salz und Pfeffer würzen.

Pro 100 g
9,5 g
Eiweiß

Lachs mit Drillingen

Zubereitungszeit: 15 Minuten
Backzeit: 20–30 Minuten
Eine Portion enthält: 150 kcal, 9 g Eiweiß, 8 g Fett, 8 g Kohlenhydrate

Zutaten für 1 Portion

125 g frischen Lachs mit Haut
Salz
½ EL Pizzagewürz
4 Drillinge (kleine Kartoffeln)
1 EL Rapsöl
einige Rosmarinnadeln
Dill zum Garnieren
etwas grobes Salz

Zubereitung

1 Den Ofen auf 200 °C Backofen vorheizen. Den Lachs abbrausen und trocken tupfen. Mit etwas Salz und der Hälfte des Pizzagewürzes würzen.

2 Die Drillinge gründlich waschen, halbieren und mit ½ TL Öl und dem restlichen Pizzagewürz würzen. Die Kartoffeln 20–30 Minuten im Ofen weich backen.

3 Das restliche Öl in einer Pfanne erhitzen. Zuerst den Lachs mit der Haut nach unten in der Pfanne 5 Minuten braten. Die Rosmarinnadeln auf den Lachs verteilen, umdrehen und weitere 3 Minuten braten. Beides auf einem Teller anrichten und mit etwas grobem Salz bestreuen.

TIPP Diese Kartoffeln lassen sich auch in einer Heißluft-Fritteuse zubereiten. Das spart Kalorien!

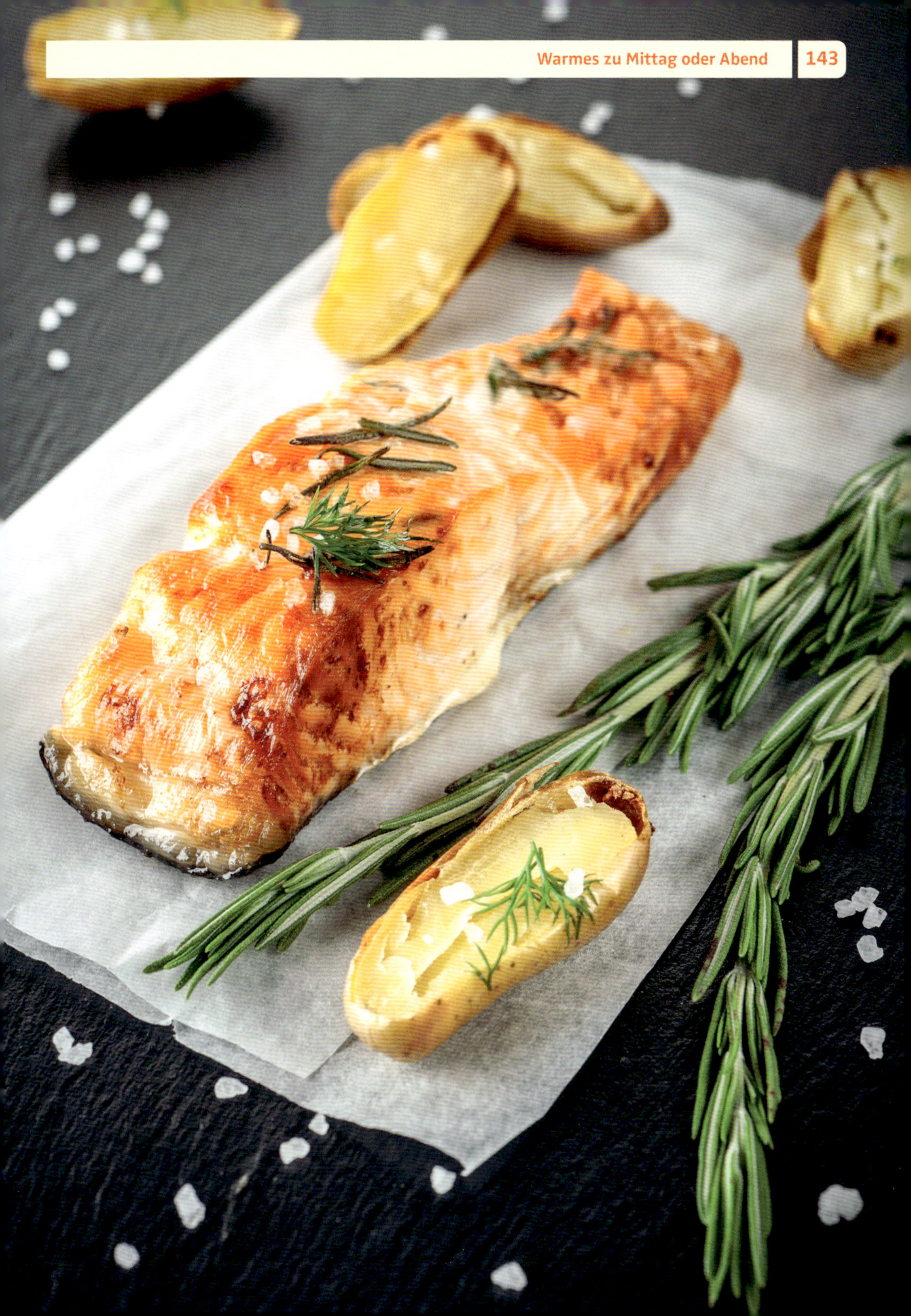

Lachs-Gemüse-Spieße

Pro 100 g
10,4 g
Eiweiß

Zubereitungszeit: 20 Minuten
Eine Portion enthält: 150 kcal,
13 g Eiweiß, 10 g Fett, 1 g Kohlenhydrate

Zutaten für 1 Portion

60 g frischen Lachs
2 Cocktailtomaten
2 Rosenkohlknöpfe
2 Salatgurkenstücke
Salz
Pfeffer
italienische Kräuter, getrocknet
½ TL Olivenöl

Zubereitung

1 Den Lachs kalt abbrausen, trocken tupfen und in 6 Würfel schneiden. Das Gemüse waschen, putzen und gegebenenfalls in mundgerechte Stücke schneiden. Den Fisch und das Gemüse abwechselnd auf einen Holzspieß stecken, mit Salz, Pfeffer und italienischen Kräutern würzen.

2 Eine Grillpfanne dünn mit Öl einfetten, erhitzen und die Fischspieße von beiden Seiten braten.

TIPP Dazu passen ein Quarkdip und eine kleine Pellkartoffel.

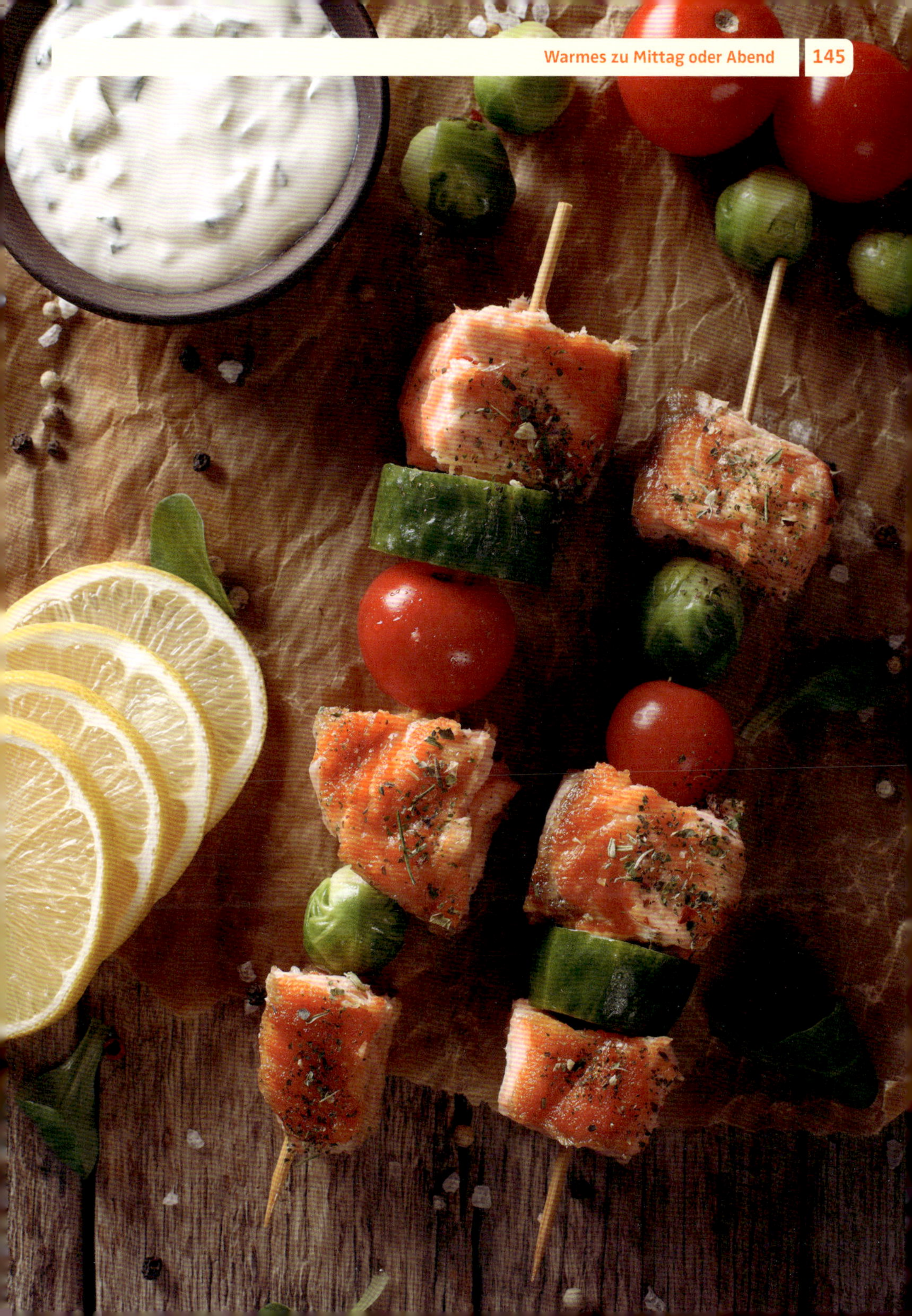

Crêpe mit Lachs

Pro 100 g
13 g
Eiweiß

Zubereitungszeit: 25 Minuten
Quellzeit: 15 Minuten
Eine Portion enthält: 290 kcal, 22 g Eiweiß, 16 g Fett, 15 g Kohlenhydrate

Für 8 kleine Crêpes

150 g Weizenmehl Type 1050
2 Eier
1 Prise Salz
250 ml Milch (1,5 % Fett)
1–2 EL Eiweißpulver (80 % Eiweiß)
1 EL Rapsöl

Füllung für 1 Crêpe

20 g Frischkäse mit Meerrettichgeschmack
60 g geräucherter Lachs
Kräuter und Gurke zum Dekorieren

Zubereitung

1 Für die Crêpes Mehl, Eier, Salz und Milch zu einem glatten Teig verrühren. Das Eiweißpulver einrühren und den Teig etwa 15 Minuten quellen lassen.

2 Eine beschichtete Pfanne dünn mit Öl auspinseln, darin nacheinander den Teig dünn ausbacken.

3 Den Crêpe dünn mit dem Frischkäse bestreichen. Den Lachs auf eine Hälfte legen und den Crêpe zur Mitte hin umklappen.

TIPP Die übrig gebliebenen Crêpes können Sie einfrieren. Einzeln aufgetaut können sie erneut in der Pfanne bei geringer Hitze erwärmt werden.

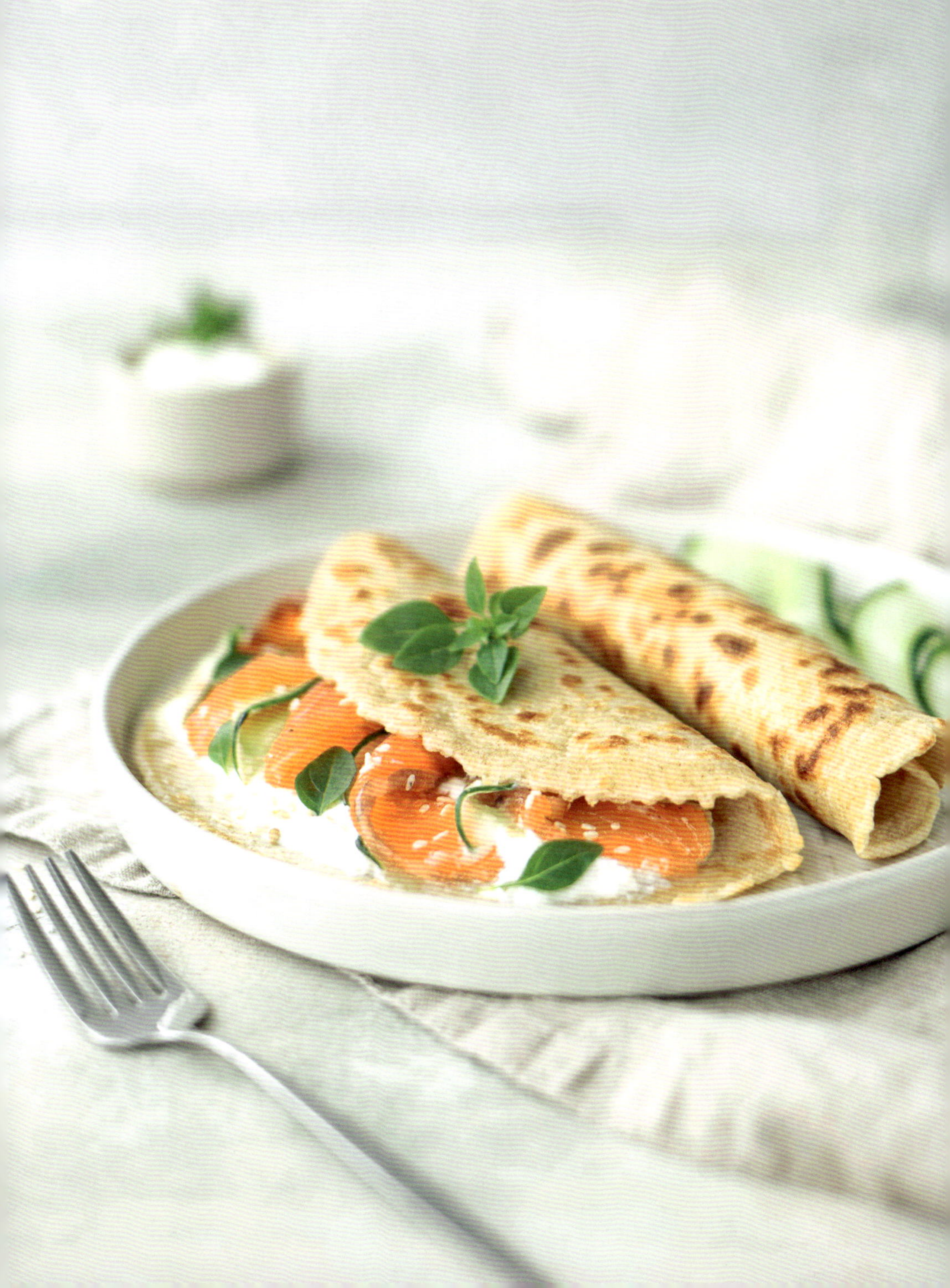

Pro 100 g
14,1 g
Eiweiß

Zubereitungszeit: 20 Minuten
Ruhezeit: 60 Minuten
Eine Portion enthält: 170 kcal, 15 g Eiweiß, 8 g Fett, 10 g Kohlenhydrate

Zutaten für 4 Portionen

10 g frischer Dill
½ Zwiebel
250 g Kabeljau-Loin
1 Ei
4 EL kleinblättrige Haferflocken
Salz
weißer Pfeffer
20 g Semmelbrösel
2 EL Rapsöl

Kabeljau-Frikadellen

Zubereitung

1 Den Dill waschen, trocken tupfen, die Blättchen von den Stielen zupfen und fein hacken. Die Zwiebel abziehen und fein hacken.

2 Das Kabeljau-Loin kalt abspülen, trocken tupfen und fein hacken. Die fein gehackten Zutaten mit dem Ei und 2 ½ EL Haferflocken in einer Schüssel zu einer homogenen Masse verkneten. Mit Salz und Pfeffer abschmecken. Die Fischmasse im Kühlschrank etwa 60 Minuten ruhen lassen.

3 Aus der Masse 4 Frikadellen formen. Die restlichen Haferflocken mit Semmelbröseln auf einem tiefen Teller vermengen und die Fischfrikadellen darin wälzen.

4 Das Öl in einer beschichteten Pfanne erhitzen und die Frikadellen bei mittlerer Hitze von beiden Seiten etwa 5 Minuten goldgelb braten.

TIPPS Dazu passt eine kleine Salzkartoffel und 2–3 EL Gurkensalat.
Die Frikadellen lassen sich problemlos einfrieren, einzeln entnehmen und in einer Pfanne erneut anbraten.

Rote-Linsen-Bratlinge

Pro 100 g
7,4 g
Eiweiß

Zubereitungszeit: 30 Minuten
Ein Bratling enthält: 140 kcal, 7 g Eiweiß, 5 g Fett, 17 g Kohlenhydrate

Zutaten für 6–8 Bratlinge

150 g rote Linsen
1 TL gekörnte Gemüsebrühe
1 Knoblauchzehe
2 EL Chiasamen
30 g Weizenvollkornmehl
60 g zarte Haferflocken
Salz
Pfeffer
½ TL Basilikum
½ TL Kreuzkümmel
2 EL Olivenöl

Zubereitung

1 Die Linsen etwa 10 Minuten in der doppelten Menge Wasser mit der Gemüsebrühe weich garen, abgießen und abkühlen lassen.

2 Den Knoblauch schälen und fein hacken. Die Linsen mit Knoblauch, Chiasamen, Mehl und Haferflocken vermischen. Das Ganze mit Salz, Pfeffer, Basilikum und Kreuzkümmel würzen und sechs bis acht Bratlinge formen.

3 Das Öl in einer Pfanne erhitzen und die Bratlinge darin etwa 5 Minuten von beiden Seiten goldbraun anbraten.

Rote-Linsen-Curry

Pro 100 g
4,4 g
Eiweiß

Zubereitungszeit: 30 Minuten
Eine Portion enthält: 180 kcal, 11 g Eiweiß, 6 g Fett, 21 g Kohlenhydrate

Zutaten für 2 Portionen

1 kleine Zwiebel
1 Knoblauchzehe
150 g Gemüse (z. B. Brokkoli, Kohlrabi, Blumenkohl, Paprika, Möhre, Pastinake), auch TK
1 EL Olivenöl
80 g rote Linsen
1 EL Madras-Curry
200 ml Kokosmilch, light
1 TL Schwarzkümmel- oder Sesamsamen

Zubereitung

1 Zwiebel und Knoblauch abziehen und fein hacken. Das Gemüse putzen und in kleine Stücke schneiden.

2 Zwiebel und Knoblauch im Öl andünsten, Das Gemüse und die Linsen hinzugeben. Mit Curry bestäuben, mit Kokosmilch ablöschen und etwa 10 Minuten leicht köcheln lassen, sodass die Linsen noch nicht zerfallen, das Gemüse aber gar ist.

3 In zwei Portionen teilen und mit Schwarzkümmel oder Sesam garnieren.

Pro 100 g
6 g
Eiweiß

Zubereitungszeit: 25 Minuten
Backzeit: 25–30 Minuten
Eine Portion enthält: 250 kcal, 22 g Eiweiß, 14 g Fett, 8 g Kohlenhydrate

Zutaten für 3 Portionen

4 Eier
2 kleine bis mittelgroße Zucchini
Salz
Pfeffer
Paprika, edelsüß
400 g stückige Tomaten (Dose)
Kräuter der Provence
1 Kugel Mozzarella (eiweißreich)
4 EL geriebener Parmesan

Zucchini-Mozzarella-Lasagne

Zubereitung

1 Den Backofen auf 200 °C vorheizen. Die Eier mit einem Rührgerät cremig schlagen. Zucchini putzen und fein raspeln, dann zu den Eiern geben. Mit Salz, Pfeffer und Paprika würzen. Ein Backblech mit Backpapier auslegen, die Eier-Zucchini-Masse daraufstreichen und ca. 12 Minuten backen.

2 Die Tomaten mit Kräutern der Provence, Salz, Pfeffer und Paprika würzen, den Mozzarella in feine Scheiben schneiden.

3 Die Eier-Zucchini-Platte aus dem Ofen nehmen, abkühlen lassen und in Stücke schneiden. Die Hälfte in eine Auflaufform legen und mit der Soße bestreichen. Den Mozzarella darauf verteilen.

4 Den Vorgang wiederholen, alles mit Parmesan bestreuen und 15 Minuten überbacken.

Kidneybohnen-Tomaten-Quiche ohne Boden

Pro 100 g
5,6 g
Eiweiß

Zubereitungszeit: 20 Minuten
Backzeit: 30–40 Minuten
Ein Stück enthält: 80 kcal, 6 g Eiweiß, 4 g Fett, 4 g Kohlenhydrate

Zutaten für 8 Stück

400 g Kidneybohnen (Dose)
120 g Cocktailtomaten
½ TL Rapsöl
1 EL Semmelbrösel
10 Eier
½ TL Salz
¼ TL Pfeffer
½ TL Paprika, edelsüß
etwas Chili
100 g geriebener Gouda oder Bergkäse

Zubereitung

1 Die Bohnen auf ein Sieb geben, unter fließendem Wasser abspülen und abtropfen lassen. Die Tomaten waschen, trocken tupfen und in Viertel schneiden.

2 Den Backofen auf 200 °C vorheizen. Eine runde Backform (22 cm Durchmesser) mit dem Öl einfetten und mit Semmelbröseln bestäuben.

3 5 Eier trennen und die Eiweiße mit einer Prise Salz steif schlagen. 5 ganze Eier schaumig schlagen, Salz und Gewürze hinzugeben und verquirlen. Den Eischnee darunterheben und die Eimasse in die Form geben.

4 Käse, Bohnen und Tomaten auf der Eimasse verteilen und die Quiche etwa 30–40 Minuten backen, bis die Masse gestockt ist und oben anfängt, braun zu werden.

5 Die Quiche aus dem Ofen nehmen und 10 Minuten abkühlen lassen. In acht Stücke schneiden.

TIPP Die Stücke können Sie einzeln einfrieren und in der Mikrowelle oder einer Pfanne bei mittlerer Temperatur aufwärmen.

Pro 100 g
1,4 g
Eiweiß

Zubereitungszeit: 10 Minuten
Backzeit: 15–20 Minuten
Eine Portion enthält: 110 kcal, 3 g Eiweiß, 5 g Fett, 11 g Kohlenhydrate

Zutaten für 4 Personen

2 Möhren
1 Kohlrabi
1 Rote Bete
1 rote Zwiebel
1 weiße Zwiebel
1 TL Olivenöl
1/4 TL Salz
1/4 TL Paprikapulver, edelsüß

Ofengemüse

Zubereitung

1 Den Backofen auf 200 °C vorheizen.

2 Gemüse waschen, putzen und in große Stücke schneiden. Zwiebeln abziehen und achteln. Das Öl mit Salz und Paprikapulver verrühren und das Gemüse damit bestreichen.

3 Das Gemüse auf ein Blech geben und etwa 15–20 Minuten im Ofen backen.

TIPP Alternativ können Sie als Gemüse auch Kürbis, Pastinake oder Steckrübe verwenden.
Dieses Gericht ersetzt die herkömmlichen Pommes aus Kartoffeln oder Süßkartoffeln, die Sie in kleinen Mengen von 100 g Kartoffeln oder 100 g Süßkartoffeln gerne untermengen dürfen. Bedenken Sie dabei, dass Kartoffeln eine längere Backzeit haben.
Dazu passt ein Quarkdip, um das nötige Eiweiß zur Mahlzeit zu haben.

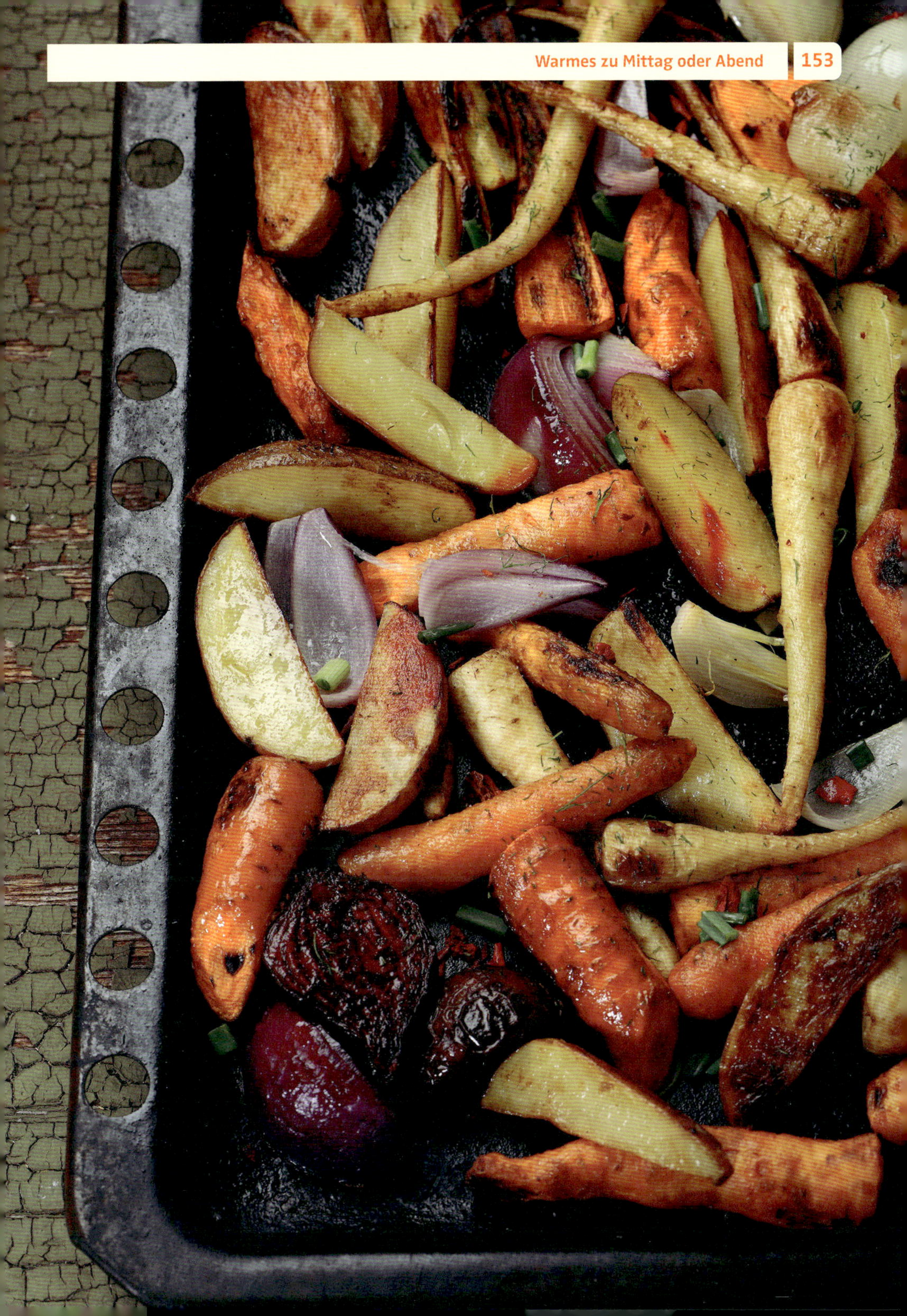

SALATE

Tomaten-Feta-Salat

Pro 100 g
6,3 g
Eiweiß

Zubereitungszeit: 15 Minuten
Eine Portion enthält: 200 kcal,
15 g Eiweiß, 13 g Fett, 5 g Kohlenhydrate

Zutaten für 1 Portion

2 Tomaten
75 g Feta, fettreduziert
1 EL Schnittlauchröllchen
1 EL Frühlingszwiebelröllchen
1 TL Olivenöl

Zubereitung

1 Die Tomaten waschen, den Stielansatz entfernen und die Tomaten in Achtel schneiden. Den Feta mit einer Gabel zerbröseln.

2 Die Tomatenachtel in einen tiefen Teller geben, mit Olivenöl beträufeln, die Fetabrösel darauf verteilen und mit Schnittlauch und Frühlingszwiebeln bestreuen.

TIPP Sie können auch 100 g körnigen Frischkäse anstelle von Feta verwenden. Dieser ist deutlich salzärmer, verwenden Sie daher für ein besseres Aroma der Tomaten eine Prise Salz.

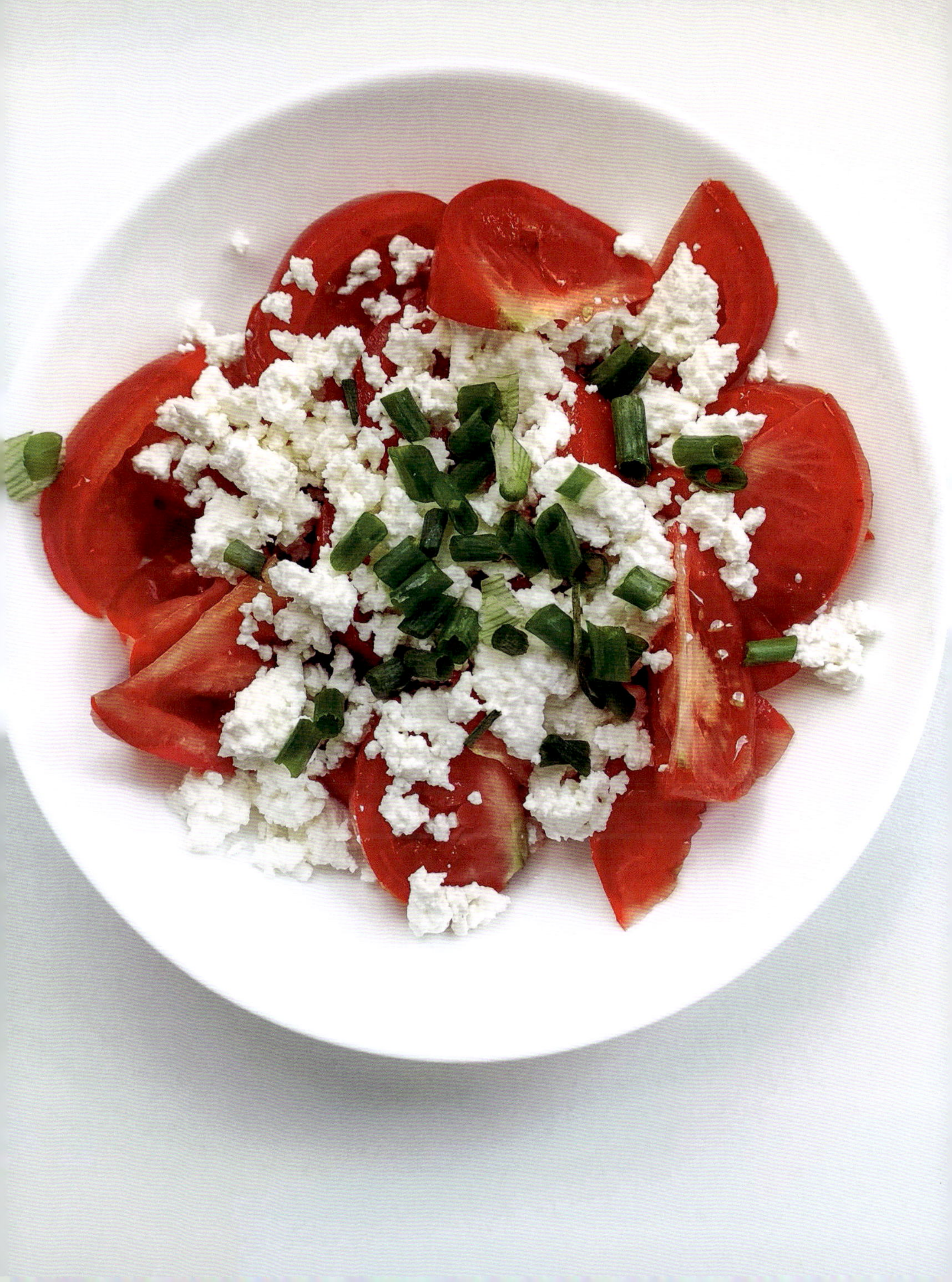

Kichererbsen-Spinat-Salat

Pro 100 g
2,6 g
Eiweiß

Zubereitungszeit: 20 Minuten
Eine Portion enthält: 190 kcal, 5 g Eiweiß, 12 g Fett, 14 g Kohlenhydrate

Zutaten für 1 Portion

50 g Kichererbsen (Dose)
1 Handvoll Babyspinat
1 kleines Stück Salatgurke
⅛ rote Zwiebel
1 EL Olivenöl
1 EL Zitronensaft
Salz
weißer Pfeffer
1 Prise Zucker

Zubereitung

1 Die Kichererbsen auf einem Sieb mit Wasser spülen und abtropfen lassen. Den Babyspinat verlesen, waschen und trocken schleudern, sehr große Blätter in kleine zupfen.

2 Die Gurke waschen und in halbe Scheiben schneiden. Die Zwiebel putzen und in hauchdünne Streifen schneiden.

3 Ein Dressing aus Olivenöl, Zitronensaft, Salz, Pfeffer und Zucker herstellen. Alle Zutaten in einen tiefen Teller geben und mit dem Dressing beträufeln.

TIPP Von großen Bistrosalaten rate ich ab, da viel Volumen und Salatblätter Ihren kleinen Restmagen weiten. Ihre Salatmahlzeit sollte in einen 300-ml-Kaffeebecher (Pott) passen. Diese Menge ist allein eine Mahlzeit und keine Beilage!

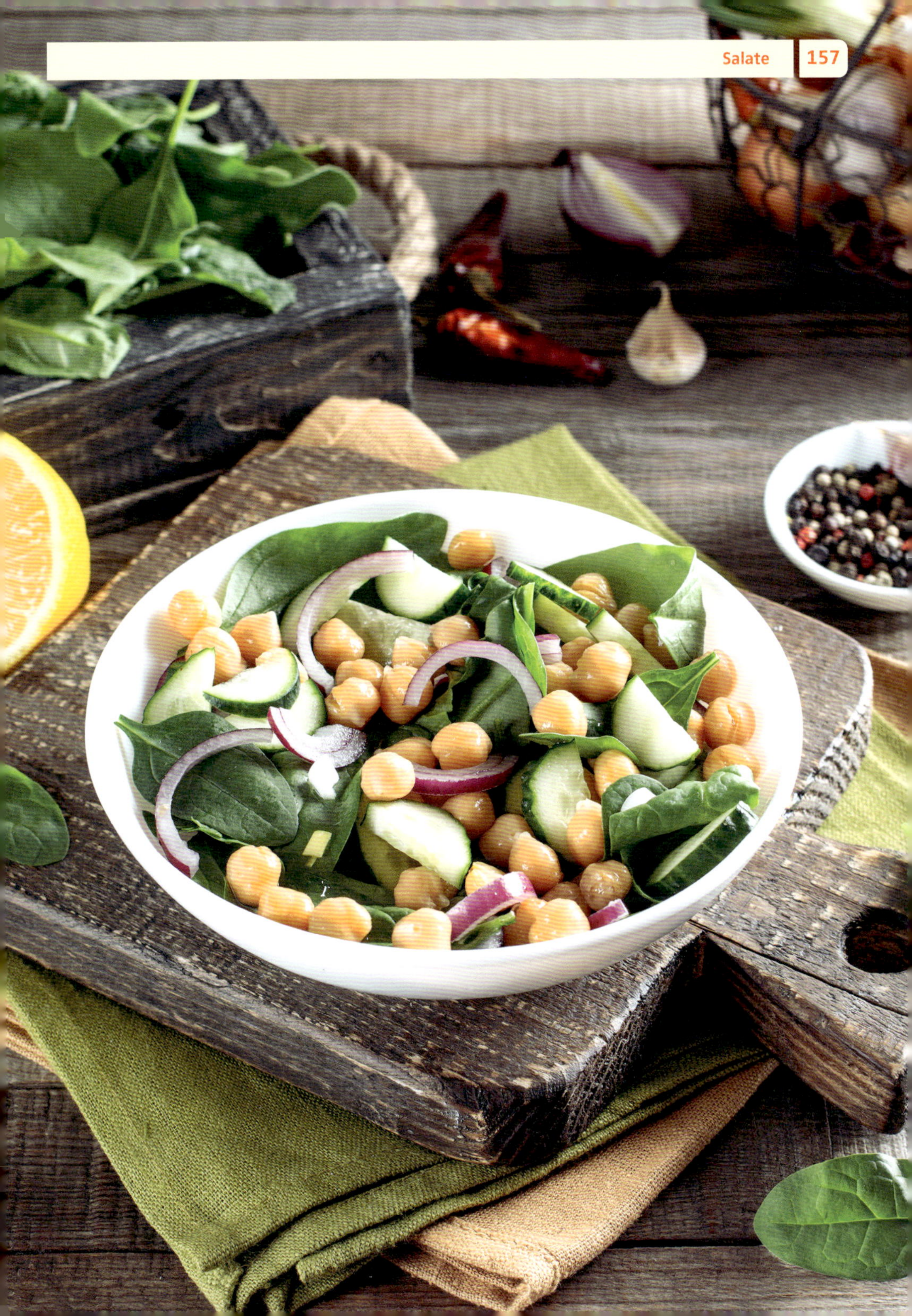

Linsen-Gemüse-Salat

Pro 100 g
3,8 g
Eiweiß

Zubereitungszeit: 40 Minuten
Eine Portion enthält: 270 kcal, 10 g Eiweiß, 16 g Fett, 21 g Kohlenhydrate

Zutaten für 3 Portionen

½ rote Zwiebel
150 g Hokkaidokürbis
Salz
½ rote Paprika
100 g Salatgurke
100 g braune Linsen
1 TL Olivenöl
225 ml Gemüsebrühe
1 TL Weinessig
3 EL Olivenöl
1 EL Walnussessig
½ TL Zucker
Salz
weißer Pfeffer
2 Stängel glatte Petersilie
einige Kalamata-Oliven

Zubereitung

1 Die Zwiebel schälen und in Ringe schneiden, den Kürbis putzen und in kleine Würfel schneiden. Die Kürbiswürfel in wenig Wasser etwa 4 Minuten dünsten, abgießen und abkühlen lassen. Die Paprika und Gurke waschen und putzen und alles würfeln.

2 Die Linsen in einer Pfanne anschwitzen, mit Gemüsebrühe aufgießen und zum Kochen bringen. Die Linsen bissfest garen, abgießen und abkühlen lassen. Weinessig dazugeben.

3 Für das Dressing Olivenöl mit Walnussessig aufschlagen und mit Zucker, Salz und Pfeffer abschmecken. Die Petersilie waschen und die Blätter von den Stielen schneiden.

4 Die kalten Linsen mit dem Gemüse vermischen. Das Dressing darübergeben und mit Petersilie und/oder Oliven dekorieren.

TIPP Ein Hokkaidokürbis muss nicht geschält werden, aber er sollte kurz gedünstet und nicht roh gegessen werden. Der Weinessig verbessert die Verträglichkeit. Den Salat können Sie im Kühlschrank noch zwei Tage aufbewahren.

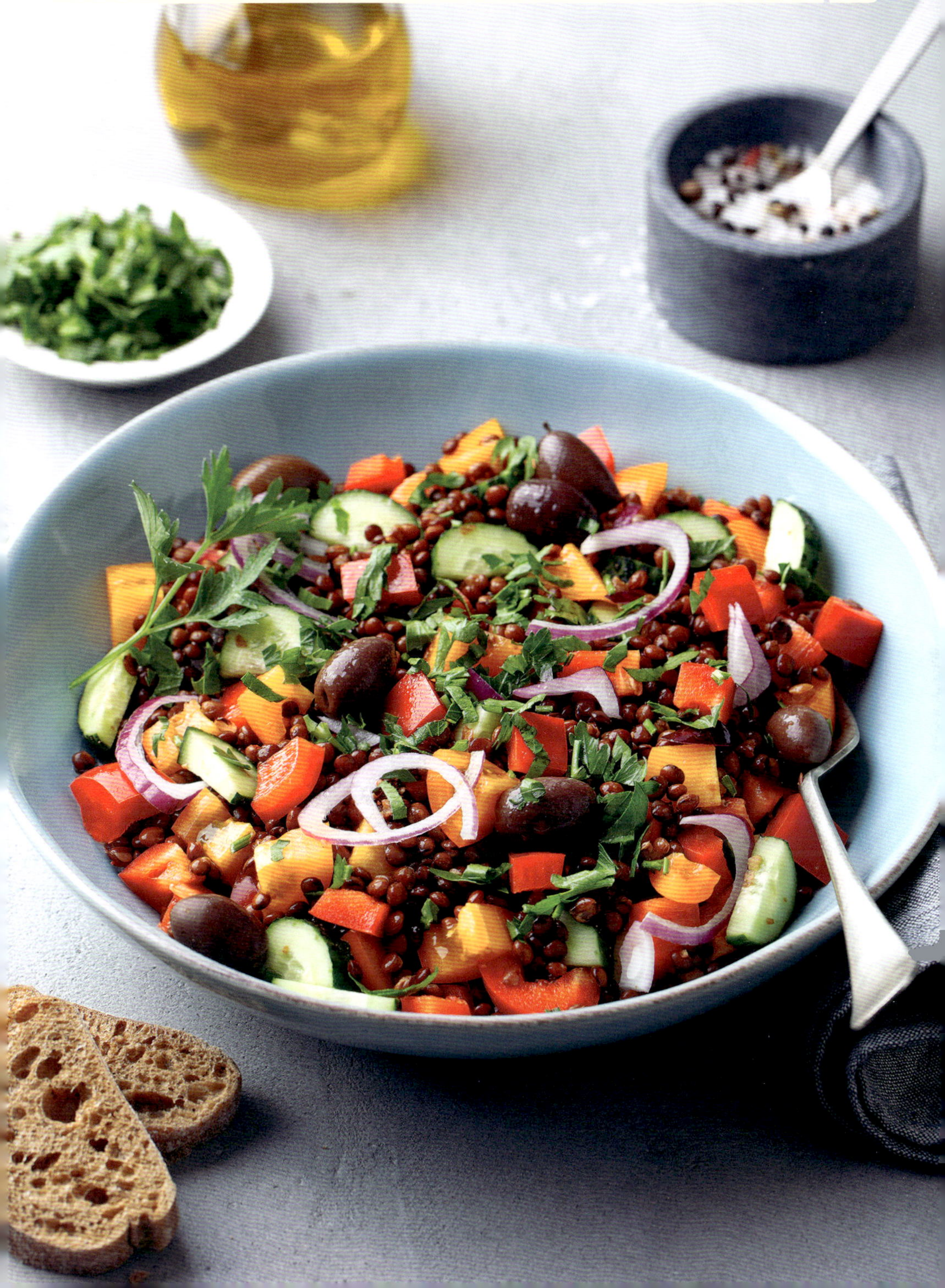

Pro 100 g
3,1 g
Eiweiß

Zubereitungszeit: 35 Minuten
Eine Portion enthält: 195 kcal, 8 g Eiweiß, 10 g Fett, 19 g Kohlenhydrate

Zutaten für 2 Portionen

150 g Stangenbohnen
100 g Möhre
60 g Kohlrabi
100 ml Gemüsebrühe
120 g Schnitzel
1 EL Stärke
1 kleines Ei
2 EL Semmelbrösel
Salz
Pfeffer
1 EL Olivenöl
1 TL Butter

Gemüsesalat mit kleinem Schnitzel

Zubereitung

1 Die Stangenbohnen waschen, putzen und in mundgerechte Stücke schneiden. Die Möhre putzen, schälen und in Scheiben schneiden. Den Kohlrabi waschen, putzen, schälen und in Würfel schneiden.

2 Die Brühe erhitzen und das Gemüse darin 5–8 Minuten garen.

3 Das Schnitzel waschen, trocken tupfen, mürbe klopfen und halbieren. Stärke, Ei und Semmelbrösel je auf einen Teller geben. Die Schnitzelhälften zuerst in der Stärke wälzen, dann durch das aufgeschlagene und mit Salz und Pfeffer gewürzte Ei ziehen und zum Schluss in den Semmelbröseln wälzen.

4 Olivenöl und Butter erhitzen und das Schnitzel darin von beiden Seiten 3–4 Minuten braten, zusammen mit dem Gemüsesalat servieren.

TIPP Das Foto zeigt eine größere Portion, die Sie vielleicht ein Jahr nach Ihrer OP essen können.

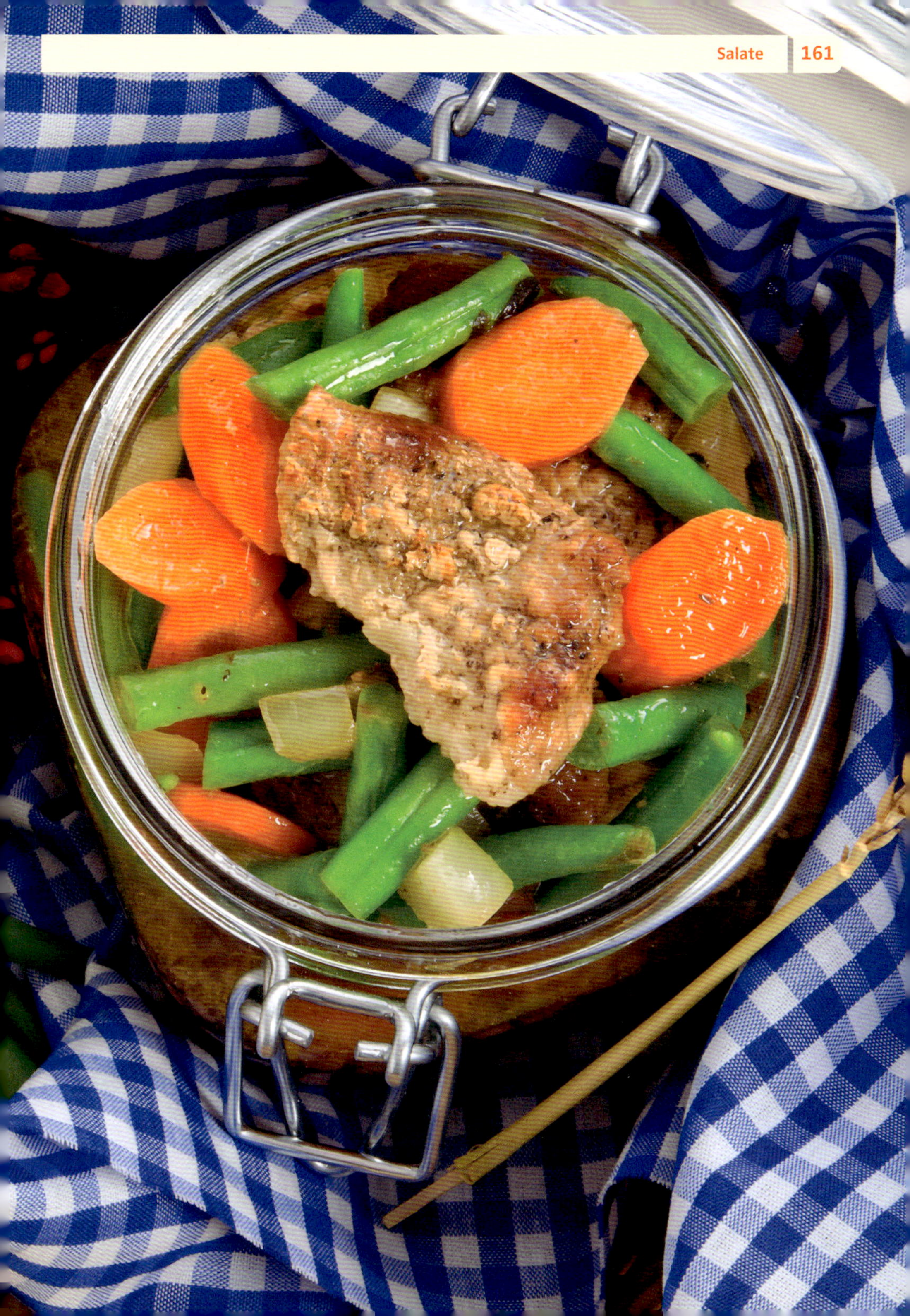

Kartoffel-Radieschen-Salat

Pro 100 g
4 g
Eiweiß

Zubereitungszeit: 40 Minuten
Ziehzeit: 30 Minuten
Eine Portion enthält: 190 kcal, 11 g Eiweiß, 7 g Fett, 19 g Kohlenhydrate

Zutaten für 2 Portion

180 g kleine Kartoffeln, festkochend
60 ml Gemüsebrühe
½ Bund Radieschen
1 Frühlingszwiebel
75 g Schafskäse, fettreduziert
100 g Naturjoghurt (1,5 % Fett)
1 TL Olivenöl
Salz
Pfeffer (aus der Mühle)
1 TL Zitronensaft
2 EL fein gehackte glatte Petersilie

Zubereitung

1 Die Kartoffeln putzen und mit Schale garen, abgießen und abkühlen lassen, dann pellen und in Scheiben schneiden. Die heiße Gemüsebrühe angießen und die Kartoffeln gut durchziehen lassen, bis die Brühe aufgesogen ist.

2 Radieschen und Frühlingszwiebel waschen und putzen. Die Radieschen in Scheiben schneiden, das Weiße und Hellgrüne der Frühlingszwiebeln schräg in hauchdünne Ringe schneiden.

3 Den Schafskäse mit einer Gabel zerdrücken, mit Joghurt und Olivenöl pürieren. Das Dressing mit Salz, Pfeffer und Zitronensaft würzig abschmecken.

4 Kartoffelscheiben, Radieschenscheiben und Frühlingszwiebeln vorsichtig mit dem Dressing mischen. Den Salat mindestens 30 Minuten durchziehen lassen und vor dem Verzehr mit Petersilie garnieren.

TIPP Der Kartoffel-Radieschen-Salat lässt sich prima mit auf die Arbeit nehmen.

Bunter Geflügelsalat

Pro 100 g
10 g
Eiweiß

Zubereitungszeit: 10 Minuten
Eine Portion enthält: 270 kcal, 28 g Eiweiß, 11g Fett, 14 g Kohlenhydrate

Zutaten für 1 Portion

80 g vorgegarte Hähnchenbrust
½ Paprikaschote
½ Birne
2 Blätter Romana-Herzsalat
1 kleine Scheibe Cheddar
2 EL Naturjoghurt (1,5 % Fett)
1 EL Zitronensaft
½ TL Senf
Salz
weißer Pfeffer

Zubereitung

1 Hähnchenbrust fein würfeln. Paprika und Birne waschen, putzen und ebenfalls würfeln. Romana-Herzsalatblätter waschen, trocken schütteln und in feine Streifen schneiden. Cheddar fein würfeln.

2 Aus Joghurt, Zitronensaft, Senf, Salz und Pfeffer ein Dressing aufschlagen. Alle Zutaten in eine Schüssel geben und mit dem Dressing vermengen.

TIPP Hähnchenbrust vorgegart lässt sich überall kaufen. Je feiner Sie ihn würfeln, umso bekömmlicher ist der Salat.
Wenn Sie den Salat aufbewahren wollen, dann geben Sie die Salatblätterstreifen erst kurz vor dem Essen dazu.

Pro 100 g
5,1 g
Eiweiß

Zubereitungszeit: 35 Minuten
Eine Portion enthält: 275 kcal,
15 g Eiweiß, 14 g Fett,
21 g Kohlenhydrate

Zutaten für 2 Portionen

1 kleiner Kohlrabi
1 Möhre
1 kleiner Apfel
30 g Sprossenmix
100 g Räucher-Tofu
1 EL Rapsöl
2 TL Sojasoße
½ Limette
1 EL Erdnussbutter
1 TL Honig
1 Msp. Sambal Oelek
Salz
4 Zweige Koriander
1 EL gehackte Erdnüsse (geröstet, ungesalzen)

Asia-Salat mit Tofu

Zubereitung

1 Kohlrabi schälen, halbieren und in feine Stifte schneiden. Möhre schälen und fein würfeln. Apfel waschen, vierteln, entkernen und in kleine Würfel schneiden. Sprossenmix waschen und gut abtropfen lassen.

2 Tofu in kleine Würfel schneiden und in heißem Öl rundherum knusprig anbraten. Mit Sojasoße ablöschen und aus der Pfanne nehmen.

3 Limette auspressen. Erdnussbutter, Honig, Limettensaft und Sambal Oelek mit 2 EL Wasser zu einem Dressing glatt rühren. Mit Salz abschmecken.

4 Koriander waschen, trocken schleudern, Blättchen grob hacken. Kohlrabi, Möhren, Apfel und die Hälfte des Korianders mischen und mit dem Dressing verrühren. In zwei Portionen teilen, mit Sprossen und Tofuwürfeln anrichten. Mit Erdnüssen und dem übrigen Koriander bestreuen.

SÜSSES

Brownies

Pro 100 g
8,3 g
Eiweiß

Zubereitungszeit: 20 Minuten
Backzeit: 25–30 Minuten
Eine Portion enthält: 120 kcal, 3 g Eiweiß, 7 g Fett, 11 g Kohlenhydrate,

Zutaten für 14 Stück

1 kleine Banane
125 g Kidneybohnen (Abtropfgewicht)
50 g Butter
60 g Zucker oder Erythrit
2 Eier
50 g Zartbitterschokolade
40 g gemahlene Mandeln
40 g Vollkornmehl
10 g Kakao
1 TL Backpulver

Zubereitung

1 Den Backofen auf 170 °C vorheizen. Die Banane schälen, die Kidneybohnen abgießen, abbrausen und abtropfen lassen. Beides zusammen pürieren.

2 Die Butter würfeln und zusammen mit dem Zucker bzw. Erythrit dazugeben und kräftig rühren. Die Eier hinzugeben und mit den Rührbesen des Handrührgeräts alles zu einer homogenen Masse rühren.

3 Die Schokolade reiben und zusammen mit den anderen Zutaten unter den Teig heben.

4 Eine Kastenform (30 x 10 cm) einfetten und mit Backpapier auslegen. Den Teig einfüllen und glatt streichen. 25–30 Minuten backen. In der Form auskühlen lassen, herausheben und in 14 gleich große Quadrate schneiden.

TIPP In der Weihnachtszeit 1 TL Zimt oder Spekulatiusgewürz unterheben.

Quarkspeise mit Heidelbeerkompott

Pro 100 g
7,1 g
Eiweiß

Zubereitungszeit: 15 Minuten
Eine Portion enthält: 290 kcal, 7 g Eiweiß, 0 g Fett, 9 g Kohlenhydrate

Zutaten für 3 Portionen

2 Eiweiß
1 Spritzer Zitronensaft
250 g Magerquark
2 EL Milch (1,5 % Fett)
½ TL abgeriebene Zitronenschale
4 TL Zucker oder Erythrit
250 g Heidelbeeren (frisch oder TK)
etwas Zimt

Zubereitung

1 Das Eiweiß mit einem Handrührgerät steif schlagen. Kurz bevor es fest wird, einen Spritzer Zitrone dazugeben. Den Quark mit Milch, Zitronensaft und 2 EL Zucker bzw. Erythrit glatt rühren. Den Eischnee unterheben und das Ganze auf 3 Schraubgläser verteilen.

2 Die Heidelbeeren verlesen oder antauen lassen und mit 2 EL Zucker bzw. Erythrit und 50 ml Wasser aufkochen, mit etwas Zimt abschmecken. Das Ganze auskühlen lassen und je 2 EL Komplott auf den Quark im Glas verteilen.

3 Das restliche Kompott in ein großes Schraubglas geben und im Kühlschrank aufbewahren (da der Zuckeranteil gering ist, in 3–4 Tagen aufbrauchen).

TIPP Sie können das übrige Kompott auch in kleinen Portionen einfrieren. Übrigens: Heidelbeeren und Kulturblaubeeren unterscheiden sich in Größe und Geschmack.

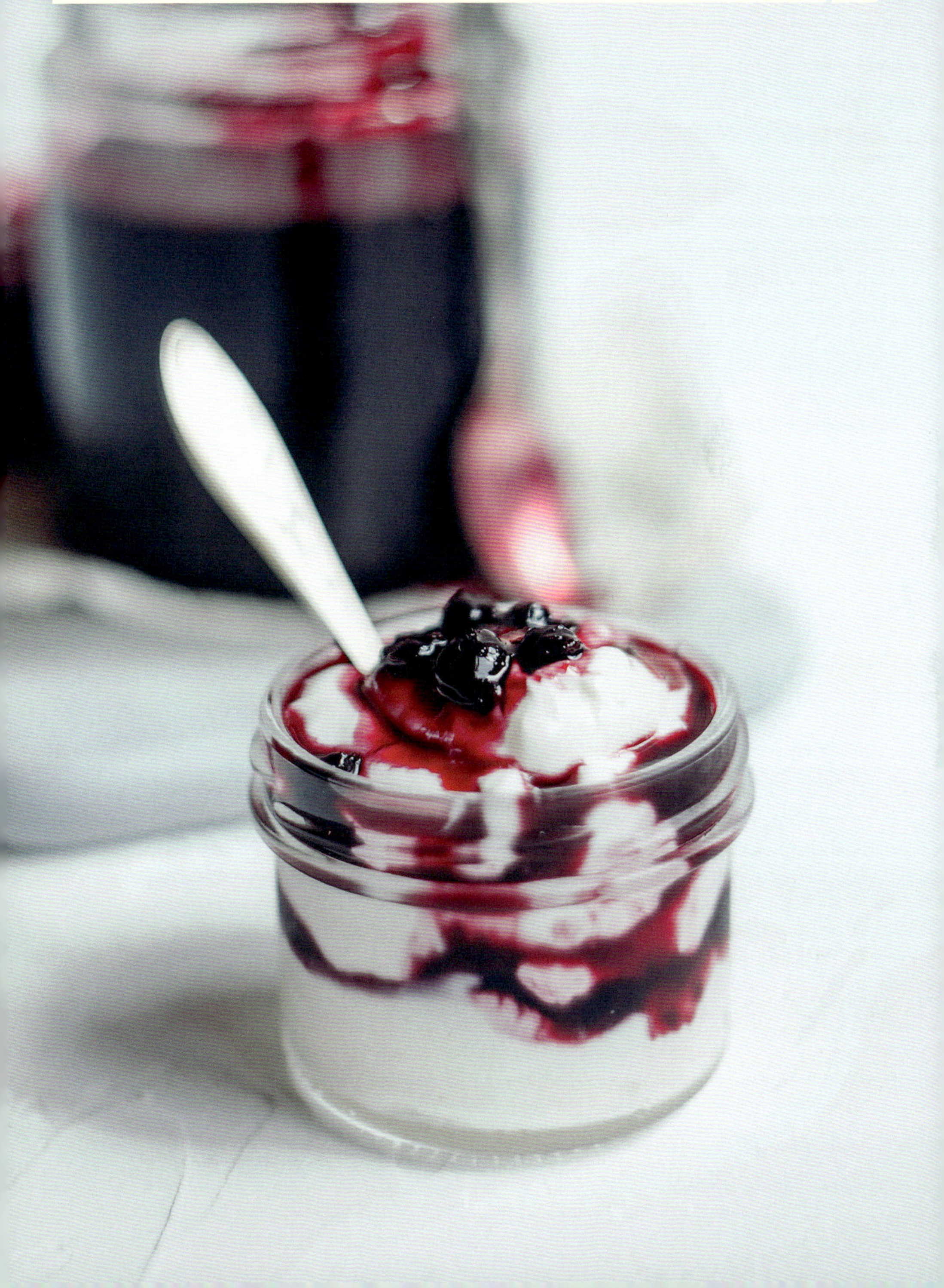

Frischkäse-Himbeereis

Pro 100 g
7,6 g
Eiweiß

Zubereitungszeit: 10 Minuten
Gefrierzeit: 6 Stunden
Eine Portion enthält: 130 kcal, 7 g Eiweiß, 5 g Fett, 14 g Kohlenhydrate,

Zutaten für 4–5 Eis am Stiel

100 g Himbeeren (frisch oder TK)
200 g körniger Frischkäse
40 g Honig
30 g Schokoladendrops

Zubereitung

1 Die Himbeeren putzen oder antauen lassen. Zusammen mit dem Frischkäse in ein Gefäß geben und pürieren. Den Honig gleichmäßig unterrühren, die Schokodrops einrühren.

2 Die Eismasse auf 4–5 Förmchen für Eis am Stiel geben. Ins Gefrierfach stellen und über Nacht gefrieren lassen.

TIPP Damit erhalten Sie für 4–5 Tage ein erfrischendes Nachmittagseis. Sie können statt Frischkäse auch Magerquark verwenden, dann ist es weniger salzig. Statt Honig eignen sich auch andere Süßungsmittel.

Joghurtspeise mit Erdbeeren

Pro 100 g
3,9 g
Eiweiß

Zubereitungszeit: 15 Minuten
Eine Portion enthält: 150 kcal, 11 g Eiweiß, 1 g Fett, 22 g Kohlenhydrate

Zutaten für 2 Portionen

100 g Naturjoghurt (1,5 % Fett)
150 g Skyr
Saft von 1 Orange
1 TL Zucker
etwas Zimt
250 g Erdbeeren

Zubereitung

1 Joghurt mit Skyr und Orangensaft verrühren. Mit Zucker und Zimt abschmecken.

2 Die Erdbeeren waschen und verlesen. Zwei schöne Erdbeeren als Deko beiseitelegen. Die Hälfte der Erdbeeren halbieren, die andere Hälfte fein würfeln.

3 Die Erdbeerhälften in die Serviergläser legen. Mit der Hälfte der Joghurtmasse abdecken. Die Erdbeerwürfel daraufgeben und wieder mit Joghurtmasse abdecken. Je mit einer ganzen Erdbeere dekorieren.

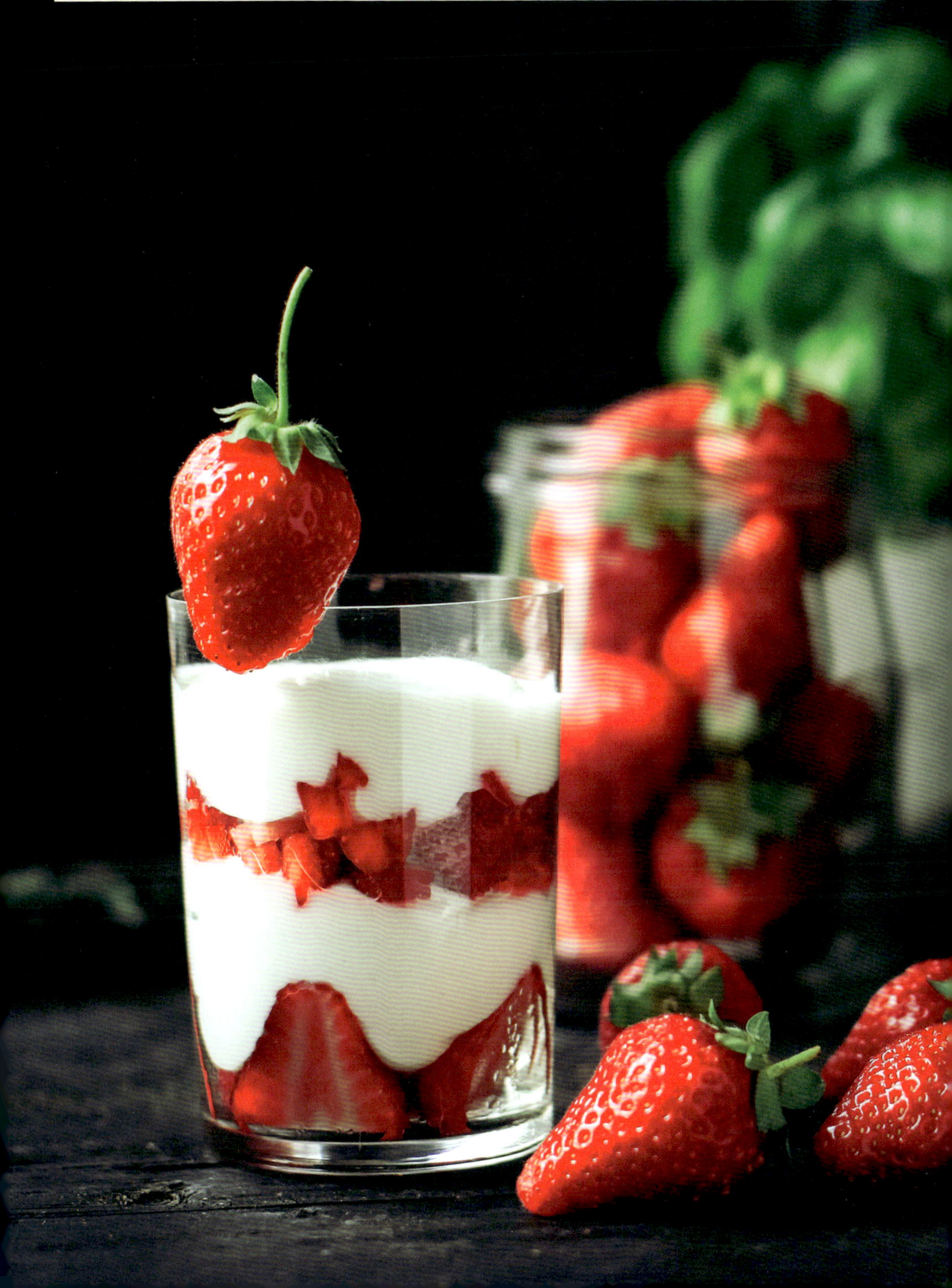

Pro 100 g
5,5 g
Eiweiß

Zubereitungszeit: 40 Minuten
Kühlzeit: 60 Minuten
Backzeit: 45 Minuten
Eine Portion enthält: 260 kcal, 4 g Eiweiß, 14 g Fett, 28 g Kohlenhydrate

Zutaten für 8 Stück (Springform 20 cm Ø)

90 g Mehl Type 550
½ TL Backpulver
3 Eier
130 g Zucker
30 g Butter
250 g Magerquark
70 ml Rapsöl
½ Vanilleschote
2 Eier
120 ml Milch (1,5 % Fett)
½ Pck. Vanillepuddingpulver
Puderzucker

Käsekuchen aus kleiner Springform

Zubereitung

1 Das Mehl mit dem Backpulver in eine Rührschüssel sieben. 1 Ei, 40 g Zucker und Butter hinzufügen und das Ganze mit den Knethaken eines Handrührgeräts oder der Küchenmaschine zu einem glatten Teig verkneten. Mit den Händen zu einer Kugel formen und eine Stunde kalt stellen.

2 Quark und Öl mit 90 g Zucker glatt rühren. Die übrigen 2 Eier trennen. Die Vanilleschote aufschlitzen und das Mark aus der Schote kratzen. Milch und 2 Eigelbe zusammen mit dem Vanillemark und dem Puddingpulver hinzufügen und alles mit dem Handrührgerät zu einer homogenen Masse verrühren. Die 2 Eiweiß steif schlagen. Den Backofen auf 180 °C vorheizen.

3 Den Boden einer kleinen Springform (etwa 20 cm Durchmesser) mit Backpapier auslegen und zwischen den Boden und Rand einklemmen. Den Teig auf einer bemehlten Arbeitsfläche dünn ausrollen, damit die Springform auskleiden und einen etwa 4 cm hohen Rand bilden.

4 Den Eischnee unter die Quarkmasse heben, dann die Quarkmasse hineingeben und glatt streichen. Den Kuchen auf mittlerer Schiene etwa 45 Minuten backen.

5 Vor dem Lösen des Springformrandes den Kuchen etwas abkühlen lassen. Mit Puderzucker bestäuben.

TIPP Legen Sie sich eine 20-cm-Springform zu, dann bleibt nicht so viel Kuchen übrig. Wenn Sie Rezepte für Springformen mit Durchmesser 24–28 cm backen, gilt als Faustregel, die Hälfte der Zutaten zu nehmen.

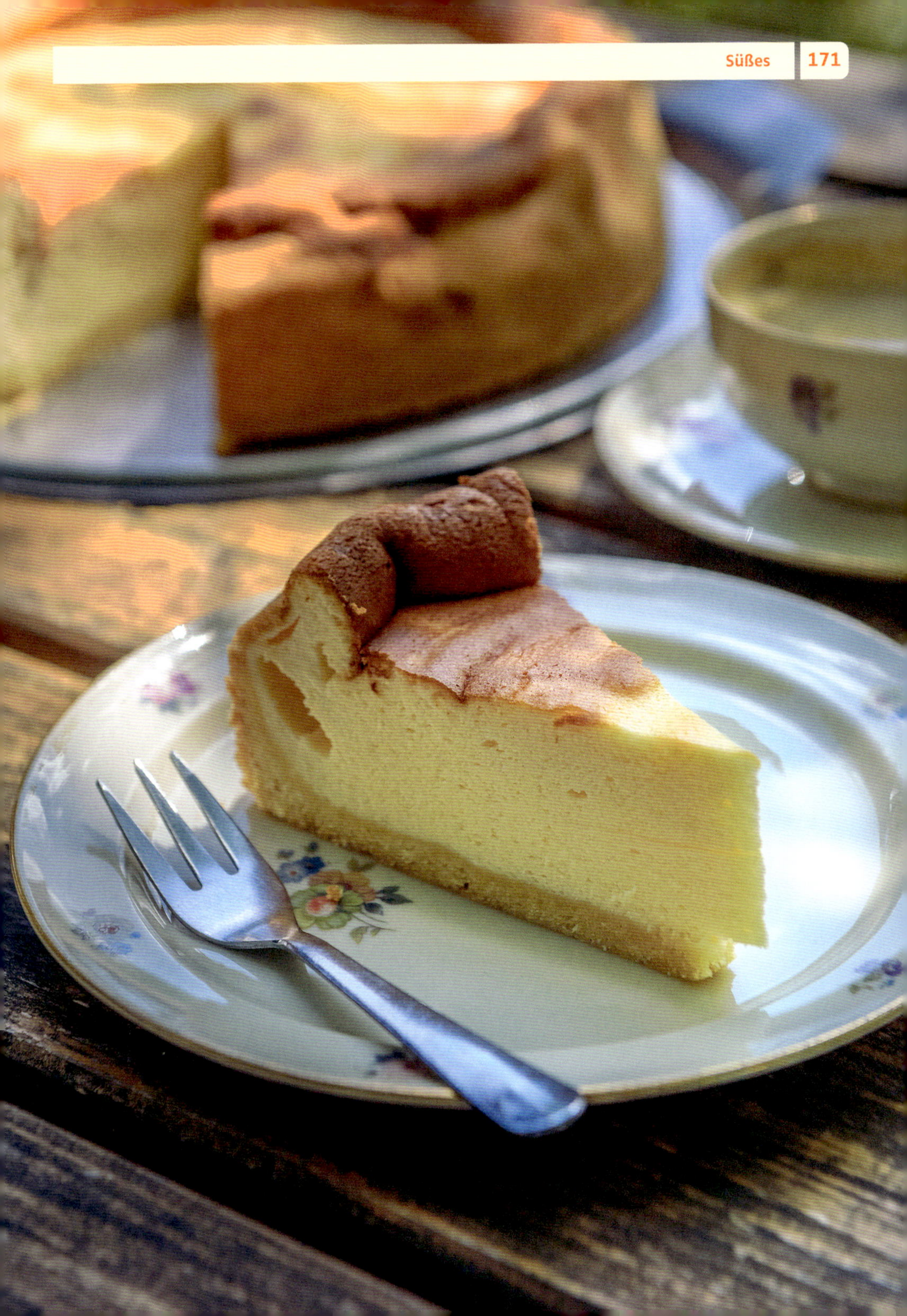

Pro 100 g
10,9 g
Eiweiß

Zubereitungszeit: 15 Minuten
Backzeit: 40–50 Minuten
Eine Portion enthält: 250 kcal, 11 g Eiweiß, 16 g Fett, 18 g Kohlenhydrate

Zutaten für 8 Stück (Springform 20 cm Ø)

500 g Magerquark
100 g Zucker oder Erythrit
1 Pck. Vanillepuddingpulver
2 Eier
90 ml Rapsöl
100 g Doppelrahmfrischkäse
2 EL Kakaopulver

Zebra-Käsekuchen ohne Boden

Zubereitung

1 Quark, Zucker bzw. Erythrit, Puddingpulver, Eier, Öl und Frischkäse mit den Schneebesen eines Handrührgerätes verrühren, sodass eine cremige Masse entsteht. Die Masse in zwei Teile teilen und in die eine Hälfte das Kakaopulver rühren. Den Backofen auf 180 °C vorheizen.

2 Die Quarkmasse mithilfe von zwei Esslöffeln abwechselnd in die Mitte einer mit Backpapier ausgelegten Springform geben. Die Masse verläuft von allein und es entstehen Ringe, die man später beim Aufschneiden des Käsekuchens sieht.

3 Den Kuchen auf mittlerer Schiene etwa 40–50 Minuten backen.

TIPP Erythrit zählt zu den Zuckeraustauschstoffen und ist kalorienfrei. Es hat wie Zucker gute Backeigenschaften. Egal, ob Sie Zucker oder Erythrit verwenden, sollten Sie sich nicht verführen lassen, mehr als ein schmales Stück zu essen.

DURSTLÖSCHER

Wasser „Gesundbrunnen“

Pro 100 g
0 g
Eiweiß

Zubereitung

Die Kiwi schälen und in Scheiben schneiden. Den Apfel waschen, das Kerngehäuse entfernen und in 2 cm große Stücke schneiden. Ingwer und Kurkuma schälen und in dünne Scheibe schneiden. Alle Zutaten in einen Krug geben und mit kaltem Wasser aufgießen. Etwa 2 Stunden ziehen lassen.

Zubereitungszeit: 10 Minuten
Ziehzeit: 2 Stunden
Eine Portion enthält: 10 kcal, 0 g Eiweiß, 0 g Fett, 2 g Kohlenhydrate

Zutaten für 4 Portionen

1 Kiwi
½ Apfel
2 cm Ingwer
1 cm Kurkuma
1 Zweig Rosmarin

Wasser „Sommertraum“

Pro 100 g
0 g
Eiweiß

Zubereitung

Die Zitrone waschen und in Scheiben schneiden. Himbeeren und Thymian vorsichtig abbrausen. Alle Zutaten in einen Krug geben und mit kaltem Wasser aufgießen. Etwa 2 Stunden ziehen lassen.

Zubereitungszeit: 5 Minuten
Ziehzeit: 2 Stunden
Eine Portion enthält: 10 kcal, 0 g Eiweiß, 0 g Fett, 2 g Kohlenhydrate

Zutaten für 4 Portionen

1 Zitrone
100 g Himbeeren
½ Bund Thymian

Pro 100 g
0 g
Eiweiß

Zubereitungszeit: 10 Minuten
Ziehzeit: 2 Stunden
Eine Portion enthält: 10 kcal, 0 g Eiweiß, 0 g Fett, 2 g Kohlenhydrate

Zutaten für 4 Portionen

100 g Wassermelone
100 g Galiamelone
2 Zweige Basilikum

Wasser „Sonnenglück"

Zubereitung

Aus den Melonen je 100 g Fruchtfleisch mit einem kleinen Eislöffel herauslösen. Das Basilikum waschen und zusammen mit den Melonenkugeln in einen Krug geben und mit kaltem Wasser aufgießen. Etwa 2 Stunden ziehen lassen.

Pro 100 g
0 g
Eiweiß

Zubereitungszeit: 15 Minuten
Ziehzeit: 2 Stunden
Eine Portion enthält: 10 kcal, 0 g Eiweiß, 0 g Fett, 2 g Kohlenhydrate

Zutaten für 4 Portionen

150 g Ananas
3 Zweige Minze

Wasser „Karibikbrise"

Zubereitung

Die Ananas schälen und in Stücke schneiden. Die Minze waschen und zusammen mit den Ananasstücken in einen Krug geben und mit kaltem Wasser aufgießen. Etwa 2 Stunden ziehen lassen.

SCHLUSSWORT

Ich danke meinen (ehemaligen) Patienten herzlich für ihre ehrlichen Worte. Sie sind aus meiner Sicht alle sehr erfolgreich in ihrem Gewichtsmanagement. Gern hätte ich auch Menschen interviewt, die die Vorteile der OP weniger bis gar nicht für sich nutzen konnten. Die Scham, es nach der OP nicht geschafft haben, war bei ihnen aber noch höher als das große Leid, dick zu sein.

Um das zu ändern, brauchen wir ein gesellschaftliches Umdenken. Übergewichtige und adipöse Menschen sollten nicht verurteilt werden. Es ist eine Krankheit wie Husten, Lungenkrebs oder ein Skiunfall. Doch vielen Menschen fällt nur eines dazu ein: „Sie essen zu viel!“ Das ist zwar richtig, aber die Frage, die darauf folgen sollte, wäre: „Warum essen Sie so viel?“ Und wie wäre es möglich, diesen Menschen zu helfen? Sicherlich nicht mit dem Satz „Sie müssen weniger essen.“

Eine bariatrische OP sollte niemand auf die leichte Schulter nehmen – wer wüsste das nicht besser als Sie? Wer sich mit der Entscheidung für oder gegen eine bariatrische Operation auseinandersetzt, sollte nicht nur die OP mit ihren Risiken überdenken, sondern sich klarmachen, dass dies der erste Schritt auf einem langen und schweren Weg mit vielen Stolpersteinen zum Wunschgewicht ist. Um das Ziel, ein gesundes Gewicht, zu erreichen, braucht es über einen langen Zeitraum außerordentlich viel Kraft, gegen alte Gewohnheiten anzukämpfen und ein neues Essverhalten und Bewegungsprofil zu entwickeln.

Gedanken um das richtige Essen werden Sie sich weiterhin ein Leben lang machen müssen. Doch wenn der Erfolg einsetzt und bestehen bleibt, werden Sie sich gern in Ihren neuen Lebensstil hineinfinden. Ich hoffe, dass dieses Buch eine sehr gute Unterstützung zu all den anderen Hilfen sein wird und Sie Ihr Wunsch- und Wohlgewicht endlich finden werden.

Rezeptregister

SUPPEN

FRÜHSTÜCK UND ABENDBROT

DIPS UND PASTEN

WARMES ZU MITTAG ODER ABEND

SALATE

SÜSSES

DURSTLÖSCHER

Der verlässliche Begleiter für Menschen mit Adipositas

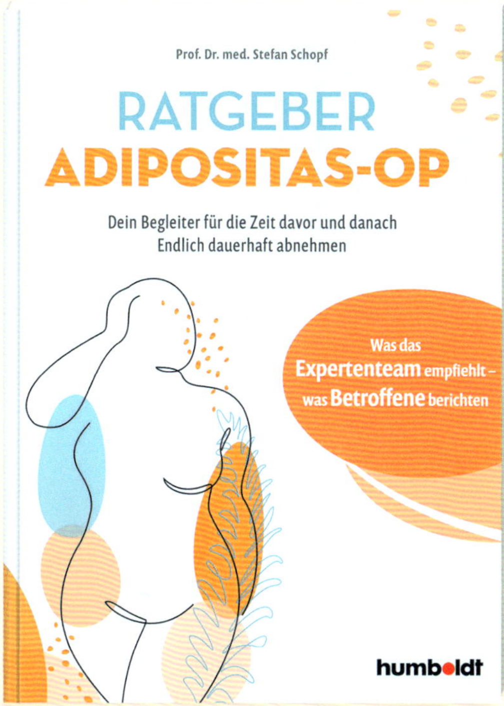

- Der einzige Ratgeber zum Thema, der von einem führenden Facharzt geschrieben ist – in der FOCUS- Ärzteliste als Top-Mediziner geführt
- Gebrauchsanweisung, Arbeitsbuch und Nachschlagewerk für ein schlankeres Leben
- Der Ratgeber erklärt Schritt für Schritt, wie man sich auf die Operation vorbereitet, gibt Einblicke in die ersten Tage nach der Operation und zeigt, wie es dann weitergeht

Stand 2024. Änderungen vorbehalten.

Prof. Dr. med. Stefan Schopf

Ratgeber Adipositas-OP

152 Seiten
15,5 x 21,0 cm, Softcover
ISBN 978-3-8426-3151-9
€ 22,00 [D] · € 22,70 [A]]

Der Ratgeber ist auch als eBook erhältlich.

humboldt
...bringt es auf den Punkt.

Bibliografische Information der Deutschen Nationalbibliothek
Die Deutsche Nationalbibliothek verzeichnet diese Publikation in der deutschen Nationalbibliografie; detaillierte bibliografische Daten sind im Internet über http://dnb.ddb.de/ abrufbar.

ISBN 978-3-8426-3178-6 (Print)
ISBN 978-3-8426-3179-3 (PDF)
ISBN 978-3-8426-3180-9 (EPUB)

Abbildungen:
Titelmotiv: Adobestock/Olena Rudo
Stock.adobe.com: Olena Rudo: 1; somegirl: 10/11; Diana Vyshniakova: 86/87; ganzoben: 89; Pepermpron: 12; ji_images: 91; Sławomir Fajer: 95; petrrgoskov: 85 + 101; Eugeniusz Dudziński: 103; Marina: 105; matka_Wariatka: 111; MissesJones: 84 + 113; wsf-f: 84 + 115; ld1976: 85 + 117; Doris Heinrichs: 119; vanillaechoes: 123; B.G. Photography: 127; Brigitte Bonaposta: 129; exclusive-design: 85 + 131; Bernd Schmidt: 133; uckyo: 137; JackStock: 84 + 139; Rozmarina: 143; FomaA: 145; Ольга Гагарова: 147; Olha Afanasieva: 153; Lena Maximova: 155; qwartm: 157; annapustynnikova: 159; Dar1930: 161; Kristina: 167; Alesia Berlezova: 169; Mathias Weil: 171

Originalausgabe

Die Ratgebermarke der Schlütersche Fachmedien GmbH
Hans-Böckler-Allee 7, 30173 Hannover
www.humboldt.de
www.schluetersche.de

Aus Gründen der besseren Lesbarkeit wurde in diesem Buch teilweise die männliche Form gewählt, nichtsdestoweniger beziehen sich Personenbezeichnungen gleichermaßen auf Angehörige des männlichen und weiblichen Geschlechts sowie auf Menschen, die sich keinem Geschlecht zugehörig fühlen.
Autorin und Verlag haben dieses Buch sorgfältig erstellt und geprüft. Für eventuelle Fehler kann dennoch keine Gewähr übernommen werden.
Weder die Autorin noch der Verlag können für eventuelle Nachteile oder Schäden, die aus in diesem Buch vorgestellten Erfahrungen, Meinungen, Studien, Therapien, Methoden und praktischen Hinweisen resultieren, eine Haftung übernehmen.
Insgesamt bieten alle vorgestellten Inhalte und Anregungen keinen Ersatz für eine medizinische und/oder individuelle ernährungstherapeutische Beratung, Betreuung und Behandlung.
Etwaige geschützte Warennamen (Warenzeichen) werden nicht besonders kenntlich gemacht. Daraus kann nicht geschlossen werden, dass es sich um freie Warennamen handelt.

Lektorat: Linda Strehl, München
Layout: Groothuis, Lohfert, Consorten, Hamburg
Covergestaltung & Satz: Die Feder · Werbeagentur GmbH, Wetzlar
Druck und Bindung: Gutenberg Beuys Feindruckerei GmbH, Langenhagen

Gedruckt mit mineralölfrei hergestellten Druckfarben und Strom aus erneuerbaren Energien. Die eingesetzten Klebe- und Bindestoffe entsprechen den derzeitigen Umweltstandards, die vom RAL Institut für Gütesicherung und Kennzeichnung geprüft wurden. Die Druckplattenentwicklung erfolgte mit reduziertem Einsatz von Chemikalien.